EVALUATION OF CAPACITY TO
CONSENT TO TREATMENT AND RESEARCH
SCOTT Y.H. KIM

医療従事者のための

同意能力評価の

進め方・考え方

監修 三村 將（慶應義塾大学医学部精神・神経科学教室教授）
監訳 成本 迅（京都府立医科大学大学院医学研究科精神機能病態学准教授）

Evaluation of Capacity to Consent to Treatment and Research
First Edition

Scott Y.H. Kim

BEST PRACTICES IN FORENSIC MENTAL HEALTH ASSESSMENT
Series Editors :
Thomas Grisso, Alan M. Goldstein, and Kirk Heilbrun
Series Advisory Board :
Paul Appelbaum, Richard Bonnie, and John Monahan
Titles in the Series :
Foundations of Forensic Mental Health Assessment, Kirk Heilbrun,
Thomas Grisso, and Alan M. Goldstein

Copyright © 2010 by Oxford University Press, Inc.

Evaluation of Capacity to Consent to Treatment and Research, First Edition was originally published in English in 2010. This translation is published by arrangement with Oxford University Press.

Japanese translation copyright 2015 by Shinko Igaku Shuppansha. All right reserved.

訳者一覧

● 監　修　三村　　將　慶應義塾大学医学部精神・神経科学教室教授

● 監　訳　成本　　迅　京都府立医科大学大学院医学研究科精神機能病態学准教授

Chapter 1　富永　敏行　京都府立医科大学大学院医学研究科精神機能病態学講師

Chapter 2　仲秋秀太郎　慶應義塾大学医学部精神・神経科学教室特任准教授

Chapter 3　松岡　照之　京都府立医科大学大学院医学研究科精神機能病態学学内講師

Chapter 4　加藤　佑佳　京都府立医科大学大学院医学研究科精神機能病態学助教

Chapter 5　飯干紀代子　志學館大学人間関係学部心理臨床学科教授

Chapter 6　江口　洋子　慶應義塾大学医学部精神・神経科学教室特任研究員

Chapter 7　小海　宏之　花園大学社会福祉学部臨床心理学科教授

Chapter 8　成本　　迅　京都府立医科大学大学院医学研究科精神機能病態学准教授

司法精神医学的評価の
ベストプラクティスシリーズについて

　司法心理学と司法精神医学分野が最近進歩しており，司法精神医学的評価のベストプラクティスについて解説するこのシリーズを出版する必要性が出てきた。近年，司法における評価は精神科の専門家によって，刑事，民事，そして少年事件といったさまざまな場面で行われている。これらの評価を支える研究データの基盤は，最近の10年で深く，広くなってきている。また，評価においてとるべき倫理的，職業的行動に不可欠な要件についてのコンセンサスもより明確になってきている。精神医学や心理学における"研究データに基づいた"評価や介入の重要性を強調する大きな流れの中で，司法精神医学的評価の専門性が進歩し，ベストプラクティスについてシリーズ化するのに十分なものとなっている。このシリーズは，心理士や精神科医が行う評価について主に焦点をあてているが，その基本や原則はソーシャルワーカーや精神科看護師，そして他の精神保健の専門職が行う評価にも適用できる。

　このシリーズでは，（もしデータがあれば）研究データに裏打ちされ，法律と関連し，倫理的，職業的基準に則った"ベストプラクティス"について解説している。このシリーズの著者は，最善と思われる手法を明らかにし，一方で，実践的な内容も取り入れ，ベストプラクティスをいつも達成できるわけではないことも考慮しながら，司法に関わる臨床家が目指すべき目標として組み入れている。アメリカ司法心理学会がそれぞれのトピックの専門家の司法心理士を相談者としてリストアップすることで編者をサポートしてくれた。また，司法精神医学の専門家からも多くの巻で助言を得た。彼らのコメントによって，これらの巻で述べられている方法が広くベストプラクティスとして認められていることを確かめることができた。

　このシリーズの著者には，特定の領域において専門性を持つ人を選んだ。しかしながら，広い意味では，ある種の一般的法則がすべてのタイプの司法評価に適用できる。そういった基本的な原則をすべての巻で繰り返すのではなく，最初の巻である"司法精神医学的評価の基盤"において解説した。最初の巻に続いてそれぞれの特定のトピックの巻を読むことで，すべての司法精神医学的評価が共有している一般的原則と特定の評価に関連した原則の両方を学ぶことができる。

　このシリーズの19巻のそれぞれのトピックは，精神科の専門家や行動科学者によって行われる司法精神医学的評価のうち，もっとも重要でよく話題となる領域をシリーズの編者が選択した。19の本は共通の形式に基づいて編集されている。適用可能な法律的文脈や司法精神医学的概念，そして基盤のパートではデータに基づ

いた知見や限界について書かれている。次に、評価の準備、データ収集、データの解釈、そして報告書の記載と法廷での証言について"応用"のパートで解説されている。これによって、これらの異なる領域間でかなり共通したアプローチをとることが可能となる。各巻の著者はそれぞれの領域のベストプラクティスについてできるだけコンパクトに解説するよう心がけている。加えて、実践にあたって使いやすいように工夫されている。特に重要な情報や、関連する判例、ベストプラクティスのガイドライン、そしてよくあるピットフォールに関する注意についてはボックスを設けている。重要な用語についてはキーワードとしてまとめて解説した。

　このシリーズがさまざまなグループの専門家にとって有用なものとなることを望んでいる。司法精神医学の領域に携わる人にとって、その実践に役立つ簡明でアップデートな情報を得ることができるだろう。司法精神医学評価についての専門トレーニング（正式なトレーニングであれ、再トレーニングであれ）を受けている人には、第1巻の広く適用可能な解説とその他の巻のより専門的な解説を併せて読むことをお勧めする。指導者にとっては、これにより身につけるべき実践内容のガイドとして用いることができる。研究者にとっては、これまで十分に研究者から注目されてこなかった領域について、研究アイデアを見出すことができるかもしれない。司法精神医学のベストプラクティスについて知りたいと考える裁判官や代理人にとっては、関連する情報が簡潔にまとまっているだろう。訴訟当事者の評価を行う司法病棟を運営している臨床家や司法関係者にとっては、評価内容の基準を設定するために使うことができるかもしれない。

　また、19の専門領域の巻については、裁判所や代理人にとって、司法精神医学の専門家が行う評価の質を評価するにあたって参考になるのではないかと考えている。しかしながら、注意も必要である。これらの巻ではベストプラクティスに焦点をあてていて、法律的、倫理的に最低限必要とされることではない。不十分な評価についての訴訟を審理する裁判所や苦情について検討する倫理委員会や免許認定委員会においては、ここでベストプラクティスについて述べられていることを、そのような過程でよく問題となる、最低限必要とされる専門職の行動として簡単にあてはめて考えるべきではない。

　この巻では、治療や研究参加に関する患者の同意能力評価についてのベストプラクティスを扱っている。現代の法律と倫理においては、患者は十分に治療の選択肢について情報提供を受けている必要があり、患者に同意能力があって治療に同意していない限り、治療を進めることはできない。このことから、患者の治療を決定する能力に疑問がある場合や、治療そのものの結果が重大であり、時には生命に関わるような場合に、同意能力に関する問題がしばしば持ち上がる。治療への同意に関する倫理的、法律的要件であるため、同意能力の問題は医療、精神科、心理学の分野で日常的に持ち上がる。他の巻で解説されている評価と異なり、治療への同意能

力に関する評価は裁判所からの指示で行われることは少ない。この評価は治療を勧められようとしているすべての患者を対象に，正式な形であれそうでない形であれ行われなければならない。典型的には，この"評価"は，医師側が，患者が問題なく"正常に"返答していると捉えているだけにすぎない場合が多い。この意味で，ほとんどの患者の同意能力評価は，医師，精神科医，そして心理士といった，自分が"司法"の専門家であるとは考えていないが，患者が説明を受けて同意能力がある上で選択しているということを確かめる責任がある職種によって行われている。

　臨床場面で活動している司法分野を専門とする臨床家は，非専門家ではできないようなより洗練された臨床的，法律的論理を必要とする難しいケースで同意能力評価が求められる。加えて，司法に関して専門ではない同僚たちが患者の能力を評価するにあたってベストプラクティスを用いることができるよう助けることができるだろう。まとめると，医療機関で働く司法の専門家にとって，治療に関しての同意能力評価を理解し実践することは非常に重要である。この巻では，治療と研究参加への同意能力を評価するにあたってのベストプラクティスのための最新の概念と方法について知ることができるようになっている。

Thomas Grisso
Alan M. Goldstein
Kirk Heilbrun

監訳にあたって

　本書は Scott Kim 博士による "Evaluation of Capacity to Consent to Treatment and Research" の日本語訳（邦題「医療従事者のための同意能力評価の進め方・考え方」）である．個人主義をベースに自己決定を重視する欧米では，インフォームド・コンセントの普及と並行して患者の自己決定の尊重と権利擁護のために，同意能力評価の手法やその教育法についての実践と研究がおこなわれてきた．本書はこれらの研究をもとに執筆され，現場で同意能力評価に携わる臨床家に役立つ実践的な内容となっている．

　著者である Kim 博士はこの分野の第一人者であり，前半では同意能力評価の法的位置づけから始まり，同意能力の4能力モデルを中心とした理論とその基盤となる研究がわかりやすく解説されている．後半は応用編として，評価前の準備から評価時の工夫，評価結果のフィードバック方法などについて，評価者が陥りがちな誤りにも目配りしながら実践的な評価法について書かれている．

　我が国においては，治療や研究参加にあたって本人に同意能力があるかどうかがはっきりしない場合には家族から同意を得ることが一般的で，十分に同意能力を吟味する機会は少なかった．しかしながら，平成26年1月の国連障害者権利条約の批准により，これまで以上に本人の自律的な意思決定の支援に取り組む必要性が改めて認識されるようになった．臨床の現場においても，急速な高齢化と核家族化により単独で医療機関を受診する高齢者が増え，自ずと患者の同意能力評価が必要になる機会が多くなってきた．かかりつけ医や救急担当医など一般身体科医の間でも同意能力評価についての関心が高まっている．研究参加についても，高齢者を対象とする臨床治験が増える中で，同意能力についての第三者評価の必要性が倫理委員会で指摘されるようになるなど，今後ますます同意能力評価が重要になってくると考えられる．

　このような我が国の状況の中で，先行して制度や評価法が確立されている海外の知見がコンパクトにまとめられた本書は，これから自分自身で同意能力評価を実践しようとする臨床家や，非専門医やコメディカルスタッフに同意能力評価法を教育する立場にある専門家にとって，最適なガイドとして役に立つものと確信している．翻訳は，JST/RISTEX の「コミュニティで創る新しい高齢社会のデザイン」研究領域の「認知症高齢者の医療選択をサポートするシステムの開発」プロジェクトの一環として行われ，メンバーが分担して翻訳にあたった．同意能力評価は患者本人の

主体的な意思決定を支援するための第一歩である。低下している能力と，保たれている能力を明らかにすることで，説明を工夫して理解を助けたり，本人の理解や意思表示が不十分な場合は，関係者や事前指示からの情報によって本人の意思を推測したりすることにより，本人らしい選択を支援することにつなげることができる。本プロジェクトの他の取り組みとともに，本書がこれからますます増加してくる我が国の高齢者や，障害を持つ方の自律的な医療選択の促進につながることを願っている。

2015年7月

京都府立医科大学大学院医学研究科精神機能病態学　成本　迅
慶應義塾大学医学部精神・神経科学教室　三村　將

目 次

司法精神医学的評価のベストプラクティスシリーズについて ……………………v
監訳にあたって …………………………………………………………………ix

● FOUNDATION 基礎編

Chapter 1 法的文脈 …………………………………………………… 3
　　　Ⅰ．治療に対する同意能力の目的ならびに歴史 ……………… 3
　　　Ⅱ．法的基準 …………………………………………………………10
　　　Ⅲ．能力評価の法的手順と臨床的な意味合い（文脈）…………14

Chapter 2 法律における精神保健に関する概念 ………………………19
　　　Ⅰ．治療同意に関連した能力 ………………………………………19
　　　Ⅱ．4つの能力で十分だろうか？ …………………………………25
　　　Ⅲ．治療同意能力の評価の現代的な実践の指標 …………………31

Chapter 3 実証的基盤と限界 …………………………………………37
　　　Ⅰ．同意無能力は一般的にどれくらいみられるのか？ …………37
　　　Ⅱ．神経精神疾患や他の医学的状態による影響 …………………40
　　　Ⅲ．認知機能検査の使用と介入の有効性 …………………………51
　　　Ⅳ．同意能力の評価者に関して知っておくべきことは？ ………54
　　　Ⅴ．治療同意能力の評価尺度 ………………………………………57
　　　Ⅵ．文献を読むときの注意 …………………………………………60

● APPLICATION 応用編

Chapter 4 評価の準備段階 ……………………………………………65
　　　Ⅰ．同意能力評価の依頼 ……………………………………………65
　　　Ⅱ．患者との面談前の情報収集 ……………………………………70

Chapter 5 データ収集：患者への面接 ……………………………………75
　Ⅰ．患者の臨床的な状態の評価 ……………………………………75
　Ⅱ．医療同意に関する能力の評価 …………………………………79
　Ⅲ．臨床使用のために構造化された評価方法の長所と限界 ………87

Chapter 6 解釈 ………………………………………………………………93
　Ⅰ．関連する能力 ……………………………………………………94
　Ⅱ．状況：治療の選択におけるリスクと予期されるベネフィット
　　　　　………………………………………………………………97
　Ⅲ．カテゴリー判定 ………………………………………………101
　Ⅳ．特殊な状況 ……………………………………………………107
　Ⅴ．能力評価と判定の記録 ………………………………………117

Chapter 7 アセスメント後 ………………………………………………119
　Ⅰ．医療行為における代理意思決定 ……………………………119
　Ⅱ．精神科における事前指示 ……………………………………127
　Ⅲ．裁判所の決定が必要な場合 …………………………………130
　Ⅳ．難しい決定に直面した同意能力のある患者 ………………134

Chapter 8 研究参加への同意能力 ………………………………………139
　Ⅰ．歴史と法的側面 ………………………………………………140
　Ⅱ．概念的問題 ……………………………………………………142
　Ⅲ．研究による知見とその限界 …………………………………145
　Ⅳ．データ収集 ……………………………………………………145
　Ⅴ．解釈 ……………………………………………………………149
　Ⅵ．評価の後 ………………………………………………………152

文献 ……………………………………………………………………………157
関連する法律と判例 …………………………………………………………173
キーワード ……………………………………………………………………175
索引 ……………………………………………………………………………178

Chapter 1　法的文脈
Chapter 2　法律における精神保健に関する概念
Chapter 3　実証的基盤と限界

FOUNDATION

4 chapter

5 chapter

6 chapter

7 chapter

8 chapter

chapter 1

法的文脈

Ⅰ. 治療に対する同意能力の目的ならびに歴史

　患者に十分な能力があり，適切な情報が提供されており，強制や不当な影響を受けることなく自由に同意できる場合に，患者は治療や診断処置に対して妥当なインフォームド・コンセントを与えることができる。患者に治療に対する同意能力があるかどうか疑わしい場合には，臨床家は，患者が実際にその能力があるのかを判断しなければならない。このことは，総合病院で精神科コンサルテーションが求められる理由としてよくあることである（Appelbaum, 2007）。さらに，インフォームド・コンセントを与えることに関連する能力に障害がある入院患者の多くが，治療チームにしばしば認識されていない（Raymont et al., 2004）。

　患者にインフォームド・コンセントを与える能力があるかどうかについての臨床家の判断は，重大な結末を招きうる。例えば延命治療を受けることを拒否している患者について考えてみよう。その患者に実際には能力があるのだが，能力がないと誤って判断された場合，その患者の自己決定権は破られることになるであろう。自律性に高い価値を置く（自律性を尊重する）社会では，このことは基本的権利の重大な侵害である。実際，能力を有する患者が治療（たとえ延命治療であっても）を拒否する権利は，ある法学者が指摘したように，「法律で与えられている絶対的権利に近いもの」である（Meisel, 1998, p.241）。

　しかし，もし，患者が実際にはそのような判断を行う能力がないのに，本人に判断させることが認められた場合，われわれは患者に患者の"権利"を放棄させている危険性がある。生きるか死ぬかの状況では，自己決定の能力を失った，特に弱者の立場の患者を保護できず取り返しのつかない失敗となろう。そのような患者を保護できないこと，特に，患者の健康とウェルビーイング

INFO
▶同意能力は，治療あるいは研究へのインフォームド・コンセントに対して法的，倫理的な必要条件である。

(well-being)を促進することが社会的に求められている医療専門家が患者を保護できないことは，重大な過誤であろう。

患者に同意能力があることが，インフォームド・コンセントの倫理的ならびに法的な必要条件である。ほとんどの医療の場面において，裁判所の判断は関与しておらず，臨床家の判断が日々行われている（Appelbaum, 2007）。しかし，臨床評価者のガイドとなるべき能力についての法的判断基準は，裁判により異なり，通常は幅広い解釈が可能な表現になっており，確固たる指針というものはほとんど示されていない。患者の治療に対する同意能力をどのように評価するか臨床家に示す広く受け入れられているカリキュラムはない。このトピックについての研究の量は増えてきているが，能力に関する研究分野はまだ小規模のままである。

要するに，われわれの社会においては，意図的に，歴史的偶然に，実際的な必要性から，医療の現場で，患者がインフォームド・コンセントを与える能力について判断する際，臨床家の解釈と判断によるところが非常に大きいのである。（例外的なのは，精神科病棟，精神科病院である。そこでは，同意能力のない患者の精神科治療に関する特別な法令があるため，裁判所の扱いになることが多い。第7章参照。）現在現場で行われている実践は，法で指針が示されているので，境界が比較的明確になっているが，ほとんどは，能力の判断を行う立場に位置づけられている臨床家の実際的な必要性から生じている。法律の解釈の幅の広い指針のなかで，この分野の専門家が過去30年にわたって，一連の解釈と実践を発展させてきており，ある程度の合意が得られるようになってきた。本書はそれらに基づくものであり，さらにそれらが発展することを期待している。

この章では，同意能力のアセスメントの法的，社会的背景，その概要と歴史から始める。同意能力を評価するには，そういった背景が反映され，慎重な判断が求められるので，評価者は，そのような評価法を導く基本的な法的，倫理的な原則をしっかり把握しなければならない。そのためには，まずインフォームド・コンセント理論の歴史と目的について理解しておくことが必要である。

● **インフォームド・コンセントの法的歴史**

インフォームド・コンセントの法的原理はおよそ30～50年前に遡る。ほとんどの研究者が，現代のインフォームド・コンセントの法的原理の基準として，1950年代なかばから1970年代にか

けての判例に基づくことを指摘している（Berg et al., 2002；Faden & Beauchamp, 1986；Garrison & Schneider, 2003）．事実，アメリカ医師会は 1981 年までインフォームド・コンセントに関する公式の指針を発表していなかった（Faden & Beauchamp, 1986）．このことは，それ以前，医師が，患者に医療情報の提供や同意を得ることなく強制的に手術を行っていたことを意味するものではない（医療同意に関する文献や法律は，しばしば外科的治療に関するものが多い）．外科的処置を行うのに患者から同意を求めることは，医学の歴史と同じくらい古くから行われている．しばしば引用される Slater 対 Baker and Stapleton 事件（1767 年）はイギリスの判例であるが，その中で司法の意見として，患者は外科的処置に同意しなければならないということが，その当時，標準的であることを明確に指示した．また，19 世紀前半の医学文献には，患者が推奨する治療法を受けることを拒否した後に死亡した場合は，医師が尊重されるということが的確にまとめられている（医師により治療のリスクに関して情報が提供されていた場合；Faden & Beauchamp, 1986）．つまり，インフォームド・コンセントの時代以前でも，医師と患者はお互いにきちんと話しあい，同意することが法的に求められ，一般的に同意が得られていたのである．

シンプル・コンセント（Simple Consent）
　インフォームド・コンセントの時代以前のこのタイプの同意は，"シンプル・コンセント（Simple Consent）"と呼ばれている（Grisso & Appelbaum, 1998）．シンプル・コンセントでもインフォームド・コンセントでも，医師が患者に対して医学的状況について情報を開示し，治療に進む前に患者の同意を得ることが求められている．しかし，この同意に関する 2 つのモデルでは，医師-患者関係の概念について違いがある．シンプル・コンセントでは，患者にとって何がベストかについて医師が知っていることが前提とされており，患者の役割は，医療判断に必要な要素を自身で評価することではなく，エキスパートの推奨する治療法を受け入れるか拒否するかを判断するだけである．シンプル・コンセントの時代に，同意を必要とする法的基礎は，コモン・ロー（common-law）であった．患者に対して手術を行う前に，外科医が（患者から）同意を得なければならない理由は，患者による自律的判断を促す（治療について患者自身が理解する）ことを義務づけたのではなく，

むしろ同意なく手術を行うことは，侵害行為，望ましくないのに身体に触れる（侵襲を与える）ことになる恐れがあるからである。

インフォームド・コンセントより前の時代，医師は患者にとって何を知ることが良いことなのかを判断していた。たとえそれが患者をだますことを意味するものであったとしてもである（Faden & Beauchamp, 1986）。実際，シンプル・コンセントの時代，医師が患者に提供する（提案する治療法のリスクとベネフィットに関する）開示の内容を決めるのは，ウェル・フェア（welfare）をもとにした医師-患者関係モデル（自律性をもとにしたのではなく）であった。例えば Slater 対 Baker and Stapleton 事件（1767年）では，裁判所は，同意の必要性を示したのみでなく，次のように述べている。「患者に対して何が行われるのかを伝えるべきである，ということが求められる…」，それに続いて，裁判所は，その根拠を「そのようにすることで，患者は勇気を与えられ，手術を受けることを可能にする状況に患者自らの身を置くことができるようになるであろう」と述べている。

インフォームド・コンセント

現代のインフォームド・コンセントの概念では，そのようなものとは異なる医師-患者関係の概念を前提としている。患者の役割は，医師が前もって決めている治療法を単に受け入れるか拒否するかというだけでなく，医療方針の決定に関係する情報について熟慮し対処していくことである。インフォームド・コンセント原理の法的な進展の歴史は，価値観としての患者の自己決定権の有無の話でなく，患者による自己決定の特質と限界が拡大してきたものである。シンプル・コンセントでさえ，自己決定の価値に基づくものと認識されていた。20世紀初頭の判例の始まりでもっとも有名なものが Schloendorff 対 Society of New York Hospitals 事件（1914年）であるが，アメリカの裁判所は，自己決定権について，同意を求めるための基本であるとして示した。

> 成人になり，健全な精神を持つ人は誰でも，自身の身体に対して何がなされるのかを決定する権利がある。そして，患者の同意なしに手術を行う外科医は患者に暴力を犯したことになり，そのことについて外科医は損害（損傷）をもたらした責任を負うことになる。

この有名な自己決定権が強調された判例は，まだシンプル・コ

ンセントの考え方につながりを持ち続けていることは特記すべきことである。なぜなら，ここで暴力を加えたとされているものは，患者が自律性をもって十分に説明を受けた上で意思決定する権利に関してでなく，患者の身体（"暴行を犯す"）であったからである。

　1950年代から1970年代になって初めて，インフォームド・コンセントの"十分な説明を受けた上で"の部分を裁判所はより明確に示すようになった。Salgo 対 Leland Stanford Jr. University Board of Trustees 事件（1957年）では，裁判所は，「医師は"提案された治療法に対して，患者が知的な同意を行うために必要ないかなる事実についても"開示する義務がある」と示した（イタリック体は筆者）。Natanson 対 Kline 事件（1960年）では，カンザス州最高裁判所は患者に対して医師が開示しなければならない「意思決定に必要な」具体的な内容を明らかにした。現在の状況および提案する治療法，そのリスクとベネフィット，代替治療およびその場合の予後について，まったく治療を行わないという選択肢についても含めて，医師は開示することが必要となった（Natanson v. Kline, 1960）。この裁判所の示した内容は，現代の治療に関するインフォームド・コンセントの開示要件にそのほとんどが引き継がれているので，広く認知されているといえる。この判決は，医療場面の意思決定における患者の役割を大きく拡大させるものとなった。同意が必要であるという根拠は，単に専門家の推奨するものに同意するだけでなく，むしろインフォームド・コンセントの時代より前には想像していなかった程度まで，医療の方針決定プロセスそのものに患者を関与させるというものである。

　しかし，患者の自己決定権の範囲は，Salgo 事件と Natanson 事件では，まだいくぶん制限されていた。両方の裁判とも，特に，どのように開示が行われるべきかを具体的に決めるのは医療専門家に任されていた。このことで，開示の内容について，現在でいういわゆる，専門家による基準（professional standard）と呼ばれるものが確立された。基本的に，医師が，何を，どのように開示するかについての裁量権を持っていた。しかし，この開示基準は，Canterbury 対 Spence 事件（1972年）その他の裁判（例；Cobbs v. Grant, 1972）で再検討され，患者中心の基準（patient-centered standard）に取って代わられた。Canterbury 事件については，少し長く引用する価値がある。なぜなら，その裁判所の判

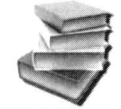

CASE LAW
『Salgo 対 Leland Stanford Jr. University Board of Trustees 事件』（1957）
『Natanson 対 Kline 事件』（1960）

▶シンプル・コンセントからインフォームド・コンセントへと大きく転換（シフト）した初期の判例である。

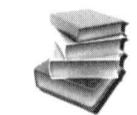

CASE LAW
『Canterbury 対 Spence 事件』
(1972)
▶開示について,専門家による基準よりも患者中心の基準を支持することによるインフォームド・コンセントの原理をさらに広げた。

断が,インフォームド・コンセントの概念を発展させる中核的なものとして広く認識されているからである。

開示義務について,われわれは,医療の慣例や実際の診療とは離れた現象から生じているものと結論づけた。後者について,われわれは,それが存在しているという以上には,その義務の範囲を確立すべきではないと考えている。専門家による基準(professional standard)について,何らかの範囲を定義することは,提案された治療を患者自身が決めるという患者の権限と対立することになる。この権利は,開示する義務の基礎であり,患者の知る権利とそれに相関する患者に伝える医師の義務は,医療専門家によって方針が定められたという程度に応じており,決して強いものではない (Canterbury v. Spence, 1972)。

このように,裁判所は,開示義務は"医療の慣例や実際の診療"から生じるものではないと述べて,伝統的な患者の福利を基にした開示の根拠を否定し(仮に,患者の福祉を増進するための医師の役割の一部としてなされていたとしても同様),"患者自身が決定する"ことで生じることを明確に示した。Canterbury 事件では,開示基準は,患者中心の基準である"平均的に思慮分別のある患者"ならば知っておくべきこと,であるべきと決定した。この判決文では,患者の自己決定の範囲は,医師の推奨する内容に同意するか同意しないかということを超えたもの,今でいう,"知る権利"を明確にした。

裁判や司法判断のなかには,この論理をさらに進め,思慮分別のある人の基準(しばしば,"客観的"患者中心基準と呼ばれる)を超えて,"主観的"患者中心基準を採用するものが出てきた。この"主観的"患者中心基準とは,開示基準が,思慮分別のある患者に大切なことで決まるのではなく,問題となっている患者にとって大切なことで決まることである (Berg et al., 2001)。2002年の時点では,アメリカの州の半数以上やコロンビア特別区が,たいていは客観的基準を用いているものの,法令内で例示されたケースや特別なケースで何らかの患者中心の開示基準を採用している (Studdert et al., 2007)。アメリカ以外の文献や司法は,近年,何らかの患者中心基準を採用する傾向が強いものを用いている (Studdert et al., 2007)。生命倫理(bioethics)に関する著作では,ある有力な臨床倫理の教科書の中でも書かれているように,客観的患者中心(思慮分別のある患者)の基準よりも主観的患者中心

基準のほうが倫理的には優れているとの主張が記載されている。つまり，「思慮分別のある患者の基準は十分であるが，臨床倫理の面から考えると，主観的基準を採用することが理想である」と述べている（Jonsen et al., 1998, p.55）。

● 社会文化的影響力，生命倫理（bioethics）の誕生，その他の関連法律の発展

　インフォームド・コンセントの法律の発展は，他の要素と無関係に生じたものではなかった。インフォームド・コンセントを形作った判例は，より広い社会文化的支持がなければ，その力を維持できなかったであろう。Canterbury 対 Spence 事件の判決が1960年代と1970年代の著しい社会状況の変化した時期に起こったことは偶然ではない。この時期は，市民権や女性の権利運動，Row 対 Wade 事件をもたらした有名なプライバシー裁判，そして消費者運動などで示されるように，組織や文化よりも個人のほうが一般的に支持（個人主義）されていた。

　これらの流れのなかでもっとも重要なものが"生命倫理"の出現であった。生命倫理の歴史のある有力な"当事者"の一人は，5つの重大な問題が，生命倫理の誕生への道を開いたと説明している。すなわち，①ヒトを被験者とする研究の倫理，②遺伝学の倫理，③臓器移植，④死ならびに臨死に関する論争，⑤ヒトの生殖倫理である（Jonsen, 1998）。おそらく，現代のインフォームド・コンセント理論が発展することのもっとも大きな推進力となったのは，ヒトを対象とする研究の倫理であろう。研究の中では，インフォームド・コンセントの理論は，実際に行われていることが理論よりも悲劇的に遅れていたとしても，その開始ははるかに早期にスタートしていた。ナチスの人体実験に関してニュルンベルク裁判が関心を示すよりも以前であっても，インフォームド・コンセントの考え方は（たとえ，そのように明確に位置づけられていないとしても），研究のための同意を得る場合には，はるかに明白な問題であった。ヒトを被験者とする研究を実施することには，異なる問題があることが早期に認識されていた。つまり，研究の本来の目的は，被験者の福祉よりも知識（知見）を創造することである。1960年代の終わりまでに，独立した組織化された倫理的監視，つまり，研究手続きの外部規制が始まった（Jonsen, 1998）。この研究の倫理は，大変重要な倫理的，法的問題を残しており，今後もその重要性を増すと思われるため，これについて

は，第8章でより詳しく検討する。

　インフォームド・コンセント理論の発展により，一方では，患者の自己決定権を医療の他の領域に拡大させる法的な変革をもたらした。おそらく，もっとも特徴的であったのは，治療を拒否する権利に関する一連の裁判であろう。精神衛生法における非自発的入院の法的基準は，治療の必要性が推定されるかどうかであり，パターナリズム的な福祉をもとにした根拠によく合致する基準であった。この基準が，非自発的入院の基準となる"自傷他害のおそれ"という基準に取って代わられた（Appelbaum, 1994）。この転換によって新たな疑問が生じた。非自発的入院の患者（その入院にあたっては，能力はよく検討されてはいない）は，精神科治療での薬物療法を強制されるのか？という点である。一連の判決で，その人は非自発的に入院させられただけであり，治療を拒否する権利も失われたというわけではないことを示した（Rennie v. Klein, 1978；Rivers v. Katz, 1986；Rogers v. Okin, 1979）。

　精神衛生法の発展に加え，延命治療であっても，治療を拒否する権利が，インフォームド・コンセントの理論が発展した後の時期に法律の中に明確に確立された。実際，連邦裁判所の判決 Cruzan v. Director, Missouri Department of Health, 496 U.S. 261（1990年）では，それが死を意味することであってでさえも，治療を拒否する能力のある患者の権利（利益）は，憲法上，保証されることが明確に認められた。

II. 法的基準

● インフォームド・コンセント対シンプル・コンセント：能力評価に及ぼす意味

　インフォームド・コンセントの理論が法的に発展したことにより，一般的に医の倫理やその他の医療に関する法律の分野で，自律の原則に基づいて強調されるようになり，同時に，治療に対する同意能力の評価に重要な意味を持つようになった。これらのうちもっとも重要な点は，インフォームド・コンセントの現在の理論では，能力の機能的モデルと呼ばれるであろうものが求められるようになったことである。

　能力の機能的モデルという考え方の中では，ヒトの能力の状態というのは，ある種の診断や"不健全な精神"などのラベルとい

うよりも，患者で実証できる能力，つまり「必要となる知識，理解，信念と同様，個人が行えること，あるいは，やり遂げることができること」（Grisso, 2003, pp.23-24），で決定されるということを意味する。シンプル・コンセントのモデルでは，確実な機能を基にした能力が要求されなかったことを振り返れば，明白であろう。医療方針の決定に関する能力が患者にあることは期待されていなかったからである。"健全な精神"を持っていることを直感的に理解できることが，求められるすべてであった。医師の見解がもっとも重要で，患者に十分説明するということがほとんど求められなかった時代には，能力の程度を決定する優れた理論や実践は必要とされなかった。実際，19世紀には，精神障害があるというだけで実際に行為能力があるかないかを検討されることはなく，その人から決定権を奪うのに十分であるとされた（Appelbaum & Grisso, 1995）。

対照的に，インフォームド・コンセントの最新理論では，開示要件として，同意能力を見積もるのに機能ベースのモデルが必要であることを暗に示している。広範囲の開示を行うことの背景にあるポイントは，患者が開示によって得られた情報を使って自律的な判断に到達できるとみなされることである。このことは，なぜそんなに多くの法令（次セクション参照）が，患者が自律的な判断をする能力があるのかという点に焦点をあてているのかを説明しているであろう（つまり，Natanson事件などの裁判で必要とされた開示要素）。

● 能力の法的基準

評価者にとって，インフォームド・コンセントの判断を法的に行うために十分な機能的能力とは何か？　法令や判例に具体的，詳細な指針を探そうとすると，臨床評価者は失望するであろう。実際には，能力の判断基準は，ほとんど説明されずに大まかに表現されることが多い。加えて，司法判断がさまざまである。同じ用語が異なる概念を指す場合もある。実例を交えた短い説明によって，これらの状況がはっきりする。

インフォームド・コンセントの理論についての多くの文章では，それが学術論文であれ，法令であれ，判例であれ，さらには委員会報告であれ，能力基準に関する言及やそれについての検討は，かなり広いものとなっている。定義の中には，「"無能力"とは，裁判所の見解では，医療関係者の権限を指定あるいは確認する手

INFO

▶インフォームド・コンセントの最新理論では，能力の機能的モデルを使う。このモデルは，診断やその他のラベルに頼る代わりに，患者が具体的な医療決定を行う能力があるかどうかを評価するのである。

続きにおいて，あるいは担当医師の見解において，本人が，医療を決定し，それを医療提供者に伝える能力が欠如していることを意味する…」(Oregon Health Care Decisions Act, 1993) などのように，ほとんど同じことが繰り返し示されているものがある。このような定義は，ほぼ手続き的なものだけであり，裁判所や担当医師の判断に委ねられている。実質的に，無能力とは，能力を判断する権限を有するものが判断した通りであると言っているようなものである。

他の法令や判例では，一歩進んで，"判断能力"をいくつかの構成要素に分けている。例えば，New York Health Care Proxy Law（ニューヨーク州医療の代理人による法）(1990) では治療への同意能力を，「提案された医療のベネフィットとリスク，ならびに代替治療法を含む医療的判断の性質と結果を理解し，評価でき，かつ，十分な情報が得られた上での結論に到達する能力」と定義している。さらに，Illinois Health Care Surrogate Act（イリノイ州ヘルスケア代理人法）(2007) では，「"判断能力"とは，医療あるいは将来の生命維持治療に関する方針決定の性質と結末を理解し，評価できる能力，ならびに，問題となっている点について，十分な説明を受けて決定し，それを相手に伝えることができる能力を意味する」としている。ここで"理解"と"評価"は，いずれの法律でもそれ以上には定義されていないことに注意しなければならない。ニューヨーク州医療の代理人による法では，十分な情報が得られた上で結論に"到達"する能力が単独で示されている。おそらくこの背景には，ある患者が決定に"至った"ことを誰かがわかるためには，患者はその決定を伝えねばならないことが暗黙の意味合いとされているであろう。一方，イリノイ州ヘルスケア代理人法では"結論に達し，それを伝えることができる能力"と明示しており，結論に達することと結論を伝えることは，関連しているがいくぶん異なる概念であることを示唆している。

法律以外では，能力の判断基準の問題を扱う委員会報告や生命倫理に関する学術論文がいくつかある。医学および生物医学・行動科学研究における倫理的問題調査のための大統領委員会がカーター大統領によって1970年代の終わりに設置された。このとき，Making Health Care Decisions：The Ethical and Legal Implications of Informed Consent in the Patient-Practitioner Relationship（医療方針の決定：患者-施行者関係におけるインフ

ォームド・コンセントの倫理的・法的意味）という報告書を発表した。この報告によると，"能力の構成要素"は，①一連の価値観と目標を有していること，②情報をやりとりし，理解できる能力，③自身の選択についてその理由を考え，熟考できる能力からなる（p.57）。最初の判断基準は，時に信憑性基準（authenticity criterion）と呼ばれるもので，法令や判例には一般にみられない（Buchanan & Brock, 1989）。大統領委員会の判断基準を作成したと思われる BuchananとBrock（1989, pp.23-25）はさらに，"情報をやりとりし，理解できる能力"（一つの能力として述べられていることに注意）に対する見方について，可能性のある代替医療の性質と意味を適切に理解できる能力として説明している。このことは，適切に理解するという用語の用い方が，少なくとも，前述のニューヨーク州やイリノイ州の法律とは異なっていることを示している。

もう一つの示唆に富む例が，Roth, Meisel and Lidz（1977）の画期的論文である。この論文は現在でも広く引用されている。インフォームド・コンセントの理論がまだ黎明期にあった頃，この論文の著者らは，まだ十分に発達していなかった法律や実地臨床に見られた"能力に関する理にかなったさまざまなテスト"を行った。彼らは，以下の5つの基準について記述した。①選択の明示，②"選択によるわかりやすい結果"基準（これは，患者の選択プロセスではなく，選択内容について検討している），③"合理的理由"基準，④"理解能力"基準，⑤"実際に理解していること"の基準。彼らはこれにより，能力を"付帯的事項"とした。すなわち，「能力を有する患者はその定義から，治療に対して熟考した上で同意した者である」と考えた。注目すべきは，著者らが"合理的理由"基準と呼んだものが，その名称にもかかわらず，後に認識基準として知られることになる概念の先駆けとなったことである（詳細は第2章で詳しく述べている）。さらに，著者らは，この合理的論理的思考基準に対して強く批判的であった（現在では広く受け入れられている）。Rothらの論文でも，後に"合理性"基準と呼ばれるものを特定していなかった（後の議論を参照）。

さまざまな定義にこのように違いがあるようにみえるが，能力に関する法的基準が恣意的なものであるとは考えないようにするべきである。能力の機能的モデル（第2章に詳細）を，インフォームド・コンセントのために患者に開示しなければならないさまざまな要素（すなわち，疾病と提案した治療法の性質，その治療

法で予想されるベネフィットとリスク,可能な代替医療とそのベネフィットとリスク)に沿って考えれば,治療に同意する能力を示す行為と能力は限定され,法的に制限されるものである。実際,Rothらの論文(1977)に始まり,それに続くAppelbaumとGrissoの一連の研究(Appelbaum & Grisso, 1988;Appelbaum & Roth, 1982;Berg et al., 1996;Grisso & Appelbaum, 1998)を通じて,生命倫理の分野の文献や医学文献と同様に,学者たちはさまざまな法令や判例法を慎重に検討し,能力の法的基準に関係する,普遍的に受け入れられているとは言えなくとも,広く受け入れられる概念を構築した。この概念は,アメリカや,その他の多くの地域で使われている(World Health Organization, 2005)。これらの概念については,第2章で検討する。

Ⅲ. 能力評価の法的手順と臨床的な意味合い(文脈)

本書は,一連の法的評価に関するシリーズの一つであり,"法的"とは,司法と関連があることを意味している。治療に対する同意能力の評価は,この意味において法的評価であるのだろうか? 答えは,"イエス"でもあり"ノー"でもある。時に治療同意を与える患者の能力を公的に判断しなければならない場合があることは事実である。また,多くの州では,臨床家が用いることを期待している能力の法的基準(さまざまな医療の方針決定の状況について)を定めている。

● 他の法医学的アセスメントとの違い

しかし,他の法的評価と治療に対する同意能力の評価の間には重要な違いがあり,この違いは,評価者にとって,重要な実質的な意味合いがある。この違いをきちんと見るため,治療同意能力の評価と,被告人における法廷能力の評価の場合を比較する必要がある。後者の評価には,人が裁判にかけられているために生じており,裁判を受ける人の利害を超えた利害が含まれている。(公平な判決に至る過程で)州の利害と被告人の利害のバランスをとる必要がある。ここには,被告人の精神状態を診る臨床家が,また,法廷に出る能力についての法的評価者でもあると役割に矛盾があることになる。この種の法律的評価は,法廷で始まり,法廷

で終わる．

　これとは対照的に，患者が治療に対するインフォームド・コンセントを提供する能力の評価は，司法の外で生じ，そのほとんどは臨床場面で生じる．さらに，患者の利害に対してバランスをとらねばならない外部の利害はない．バランスをとることは，実際には，患者の2つの利害，すなわち福祉と自律という利害を含んでいる．患者は，自己決定する権利がある．しかし，患者にそのような意思決定を行う能力がないのであれば，患者に害を及ぼすかもしれない決定が行われることから保護される必要もある．患者の能力に障害がある場合，これらの利害の一つを尊重することは，必然的に別の利害を奪うリスクが生じることになる．しかし，それらはともに患者の利害なのである．

　実際，現代の臨床家において，能力評価以外の場面でもバランスをとることはよく行われている．臨床家は常に患者の健康（患者の福祉の利害）に注意を払ってきたが，現在の臨床家はまた，治療選択肢を決める際には，患者の自律性の利害（患者自身の好みという点で）を重視するように教育されている．このため，"（患者と臨床家が）治療方針をシェアする"という考え方が，臨床場面では一般的になっている．このように，ほとんどの臨床家は，例えば「この患者は抑うつ状態なのか？」，「なぜこの人はせん妄状態といえるのか？」などと患者の臨床状態の評価を求められたとき，役割に矛盾があることを経験していないであろう．これは，治療に同意する患者の意思決定能力を評価するように求められた場合も同様である．患者のウェルビーイングと患者の自己決定権を統合することは，今や現代医療の理想である．

　前述したように，臨床場面における能力評価の大半は，司法が介入することなしに生じ，解決されている．医療同意能力について訴訟が起こされることはまれである（Garrison & Schneider, 2003）．現代医療が，インフォームド・コンセント理論を日常の臨床に取り入れているのとまさに同じく，その構成要素（能力）の一つの評価を臨床場面に取り入れている．もちろん，すべての能力判断のケースが法廷以外で実施されているということではない．これからみていくが，ある種の場面（例；精神科入院病棟）では能力の判定はよく行われており，裁判所に判断を求められる重要なタイプのケース（例；能力についての議論）がある．これらのケースについては，第7章で議論されている．しかし，コンサルタントの役割として，精神科の専門家が，一般的に裁判所の

INFO

▶他の法律的評価と異なり，臨床家としての行為と，治療同意能力の評価者としての行為の間に矛盾（利益相反）はない．事実，この2つの役割は一緒に行われるべきである．

介入なく，患者の能力を判断するというのは，現在でもその通りである。

● 能力（Capacity）と能力（Competence）

本章を終える前に，能力（capacity）と能力（competence）という用語の，よくみられる混乱について取り上げることは大切なことである。本書では，これら2つの用語は言い換え可能な用語として頻繁に用いられており，説明しておく必要がある。

"能力（capacity）"は臨床の概念であるのに対し，"能力（competence）"は法的概念であると言われ，また広く教えられている。このような2つの用語の使用は，患者の意思決定状態についての臨床家の判断と，患者の意思決定状態についての裁判所の判断を区別する必要性に由来していると考えられる。この違いを記述し論じている論文は常に数多くある（Cranston et al., 2001）。区別することは重要であるが，この2つの用語の違いが十分に把握されておらず，不必要な混乱を招いている可能性がある。

第一に，裁判所と法令では，能力を法的に判断することについて，しばしば能力（capacity）という言葉を用いているし，さらには，意思決定能力（decision-making capacity）という用語さえ用いている。それゆえ，法律そのものが，臨床場面で臨床家の判断について言及する際にのみ能力（capacity）という言葉を用いているわけではない。われわれは既にこれまでに先の議論で，能力（capacity）という用語が，多くの法令で用いられている法律用語であることを見てきた。実際，前述の例では，「"無能力"とは，裁判所の見解では…，あるいは，（本人の）担当医師の見解では…」と両方で使われており，法律では，無能力について，法的判断と臨床判断の両方に同じ用語を用いていることがわかる。

第二に，能力（capacity）の臨床判断のほとんどが，事実上法的な能力（competence）に影響を与えている。なぜなら，ほとんどのケースが裁判所に持ち込まれることがなく，日常診療において，患者が自律的判断を行うことが認められるかは，臨床家が判断しているからである。このことは，一部の医学的判断について，裁判所が介入すべきであることを否定しているわけではない（第7章参照）。しかし，これらは一般的なルールというよりも，特別な状況下である。

第三に，ほとんどの州では，臨床家の判断には，法令で定めら

れた明確な法的強制力があることを覚えておくことが重要である。これは、能力（capacity）が臨床的なもので、能力（competence）が法的なものであるという見方に伴う大きな危険性の一つである。なぜなら、臨床家による能力判断の実際の法的強制力（および責任）を軽視する結果になる可能性があるからである。治療同意能力の判定に関して、担当医師を特定し権限を与えることは、彼らの臨床的な判断にある種の法的権限（最終的なものではないとしても）を付与することである。

第四に、能力（capacity）と能力（competence）の間に法的な線引きをしてしまうと、capacityという用語が、時に機能的能力の多面的側面に言及するのに用いられ（つまり、程度として、例えば"この人には十分な能力があるのか？"）、一方、competenceという用語は、カテゴリー的な判断（"イエスかノーか"）について言及することに用いられる傾向があることをあいまいにしてしまう。このcapacityという用語の付加的な使われ方が、さらに混乱を招いているが、用いられている文脈から容易に察することができる自然な用語の使われ方である。

本書は治療同意能力に関するものなので、capacity, decision-making capacity, competenceという用語を特に注釈なく用いている場合は、すべてその能力（capacity）に関することを意味している。このように、能力（capacity）と能力（competence）は、これ以降、置き換え可能な用語として用いられている。裁判所における能力判定を意味する場合は、文脈から意味が明確になっていなければ、"adjudicated capacity"あるいは"competence"という用語を用いている。実際、一般的に用いられている文脈によって、その意味するものは明白になるであろう。そして、そうでない場合には、特定の限定詞（注釈）を用いている。

BEWARE

▶能力（capacity）と能力（competence）は、法律、学術論文、それに実際の臨床場面では、お互いに言い換え可能な用語として使われている。司法によって判断される能力状態について言及する際、限定詞（注釈）"adjudicated"をつければ、誤解を防ぐことができるだろう。

2 chapter

法律における精神保健に関する概念

　インフォームド・コンセント提供の能力は法律的な概念である。それは，インフォームド・コンセントの原理から生じた判例法と特定の法規に基づいている（Berg et al., 1996；Garrison & Schneider, 2003）。この法的な概念を適用する場合には，法律は，抽象的で，概念が幅広いような事象に関しては，あらかじめ十分に操作された定義を特定できない。判断に関しては，議論の余地が残されている。これは法律上の同意能力の定義に共通する特徴のひとつである（Grisso, 2003）。長年の間，臨床家がこの解釈の余地を埋めてきており，その間に生まれてきたのは，法律により情報提供され，限定はされているが，倫理的な考察とすぐれた臨床の実践基準の視点から解釈された実践（あるいは，さまざまな実践）である。

　この章では，法律がどのように解釈されて，同意能力評価の実践に組み入れられるのかという問題を2つの部分に分けて論じる。まず第一に，法的に定義される同意能力の基準や定義に関する話題に言及し，法律と一致し，臨床的に有用な方法で，同意能力を解釈したり，実行したりする枠組みを提供する。次に，治療同意に関して現在の概念の中心となる点に関しても論じる。これらは，治療同意の能力評価から現れてきたが，同意能力の法的な定義には明確には列挙されていなかった実践の原理である。これらの原理は，治療同意能力評価の実践において現在受け入れられている解釈の枠組みを構成している。

I．治療同意に関連した能力

　臨床において，もっとも受容されているモデルは，4つの基準あるいは4つの能力として言及されてきたモデルであり，Paul Appelbaum, Thomas Grissoやその共同研究者などにより過去20年間において提唱されてきた（Appelbaum & Grisso, 1995；

Applebaum & Roth, 1982；Berg et al., 1996；Grisso & Applebaum, 1998）。4つの能力モデルを用いるのには合理的な理由がある。第一に，そのモデルは重要な学術的な情報と委員会の報告のみならず，法令と判例法の包括的な検討に基づいている（Berg et al., 1996）。第二に，このモデルに基づく研究データが，他のモデルよりも多く蓄積されている。したがって，他のモデルよりも，同意能力の評価に関して，より実証的な検証が可能である。第三に，そのモデルは，多様な同意能力の定義を包み込むことができるほど十分に包括的であり，同意能力に関する重要な道徳的直観とも両立できる柔軟なモデルである。法律や裁判所における判例，組織化された政策において言及されたどのような基準においても，ひとつ，またはいくつかを組み合わせることでそれぞれの定義をカバーすることが可能である。この点は重要である。4つの同意能力モデルを合理的に理解すれば，モデルに基づいた多くの実証的データだけでなく，そのモデルの背後にある倫理と法律の基盤も十分に利用できるということを意味している。

4つの同意能力，あるいは基準とは，①選択を表明する能力，②理解する能力，③認識する能力，そして④合理的に考える能力である。個々の基準における本質的な定義に関しては，以下に論じる。第5章では同意能力の面接において，それらの能力をいかに評価するかについて解説し，第6章では，それらの基準に関連して生じる，より解釈が困難な状況について解説する。

● 選択を表明する能力

選択を表明，あるいは伝達する能力には，患者に治療や方略に関する決定を単に示すことだけが求められる。患者が選択する理由や過程は，この概念には含まれていない。選択を表明するだけで十分である。このため，大半の例では，同意能力に関しては必要だが，それだけでは十分ではない同意能力の基盤として理解されている。もし選択を表明する能力がなければ患者は同意できない。選択を表明する能力があれば，患者は同意，あるいは同意しないかもしれない。選択を表明する概念は，他の文脈で頻繁に論じられてきたアセントとディセントの概念に対応する（National Bioethics Advisory Commission, 1998）。

この基準は一見単純ではあるが，忘れてはならないいくつかの問題がある。第一に，選択を表明する能力は，言語的に表現できる能力ではない。人工呼吸器を装備しているために，選択の意思

▶選択を表明する能力は，必要ではあるが，同意能力の確立には，十分ではない。

を表明できないわけではない。第二に，単純ではあるが，その基準を満たさないさまざまな状況がある。もっとも明確な例は，まったく会話することができない，意識のない人である。一方，他の例としては，緊張病状態の患者で，ほぼ，あるいは完全な無言状態，あるいは拒否があって（例；さまざまな質問に対して，自動的に見境なく否定的な返答をし，身体的な誘導に対して拒否する），治療や処置への拒否が，選択の表明というよりも脳機能不全による非自発的な表現としてとらえることができる患者である。さらに，患者が選択を表明できるようにみえる場合でさえも，この基準は問題となることがある。

> 中年の統合失調症の患者が，失神の後に，総合病院の心疾患の病棟に入院し，ペースメーカーが必要と判断された。主治医の循環器医が状況を説明して，患者はペースメーカーの設置に同意した。翌朝に，循環器のフェローが，手術室への入室前に，同意書に署名を得るために来たが，患者は同意を拒否した。後日，主治医の循環器医が再び患者のところにきて，患者は再び同意したが，翌朝には再び拒否した。このようなことが3回生じたので，患者の治療同意能力を評価するために，精神科医にコンサルトされた。患者には手続きに同意する能力が障害されていると判断された。その理由の一つは，患者には選択を表明する能力が欠落していて，手続きを遂行できるほど選択能力は安定していなかったことにある。

したがって，選択を表明する能力には，選択の安定が条件となる。仮に，選択が決定できないほど変化するのであれば，患者が意味のある選択をできるのか不明である。当然ながら，能力評価に関する多くの側面と同様に，選択がいかに安定しているかに関して評価者は判断する必要があるが，機能的な基準である「選択を実行するために十分安定している」というのは有用なルールである。

選択を表明する基準は，どちらかといえば基本的な必要条件であるが，選択の本質的な部分でもある。その基準をみたすことができる人にとっては，その質問が自分に向けられているということを認識できることが重要であり（その基準は，言語能力が障害されていないことを想定している），選択を表明することを求められていることを認識できなければならない。可能な選択肢の一つを選択できなければならないし，選択が実行できるほど十分に安定していなくてはならない。

● 理解する能力

　インフォームド・コンセントの説明の中で開示されている情報を理解する能力は，おそらくもっとも直観的な基準であり，同意能力の基準のすべての議論と能力の法的な定義のすべてにおいて認められる（Berg et al., 1996）。理解能力は，医師が患者に伝えることを，単純に保持し，反復するよりも，幅広い能力である。患者は，開示されている情報の本質的な意味を把握しなければならない（Appelbaum, 2007）。4つの能力モデルは，いくぶん技術的で狭い理解の定義を用いる。この定義は，患者の側に開示された情報への信念は必要としない（この点は，認識能力の箇所で詳しく言及する）。現実には，4つの能力モデルは，知的で実際の理解力として説明されうる点に焦点をあてる。

● 認識する能力

　認識する能力とは，患者に開示された事実を適用する能力である。したがって，理解能力が障害されていないときのみ，認識能力も正しく評価される。現実には，臨床の場面では，医師は，情報の現実的な理解とそれらの事実を個々の状況に適用するという双方の側面に含まれるような，より広い，日常用語的な意味で，理解という言葉を用いる。医学的な事実が，患者に適用できるように認識できるためには，患者は正確な信念を形成しなければならない。事実の理解と事実に関する信念を形成することの区別は，以下のような例に示される。

> 50歳の女性は，真菌症にかかっているという妄想を抱えていた。あらゆる検査後に，真菌症ではないと診断され，感染症専門の医師が，その結果を患者に説明した。後日，説明されたことを理解できたかと問われたときに，内科医が説明した内容をはっきりと詳しく話し，すべての事実を説明できた。しかし，告げられた内容を信じることはできないと拒否し，感染しているという信念を主張した。

　理解する能力とは，身近な事実を理解する知的能力である。患者は，事実に関する信念あるいは不信念を表明する必要はない。再度言及するが，この理解する能力とは臨床の場面で使われる概念よりはいくぶん狭い概念である。通常，臨床家は，臨床の状況の理解を問うときには，理解と認識の2つの概念を含めることが

多い。

　認識する能力には，主に2つの領域が含まれる。1）患者が診断された疾患に罹っていることを認識する能力と，2）疾患と治療選択肢の結果を，自分自身の状況に照らし合わせて認識する能力である（Grisso & Applebaum, 1998, pp.42-43）。しかしながら，認識の欠如は，医学的な状況や，治療した場合としない場合の治療結果に関する信念の欠落に単純に関連しているわけではない。信念の欠落の基盤あるいは原因は，患者にとって，認識の欠如の基準に合致しなければならない（Grisso & Applebaum, 1998, pp.45-49）。

　とりわけ評価者は，明らかな認識欠如が，①欠損，あるいは本質的に不合理で非現実的，あるいは現実の顕著な歪みにより合理化された信念なのか（p.45），②信念は，機能，認知，感情における障害に起因するのか，③その信念が，現在問題となっている治療決定とは関連のない信念というよりは，むしろ信念が実際に認識の欠落に影響しているのかなどを判断する必要がある。

● 論理的思考の能力

　たとえ，患者が臨床の状況事実を理解し，認識したとしても，事実の理解，理解への信念，選択の表明などを結合するプロセスが必要である。裁判所における決定は，"合理的な思考"，もしくは"合理的な理由を説明できる"ことに言及するだろうし，法令は患者に開示された情報を論理的に操作する過程をつかむために"決定に到達する"能力に言及するだろう。この過程が，治療同意能力の構成を論理的にとらえる能力である。

　論理的思考の能力に関して，忘れてはならない重要な点がある。第一は，その基準は，患者による決定の合理性には言及していない。非常に合理的ではない決定（いわば，ベネフィットが高く，負担のない治療を拒否する）には十分な吟味（おそらく評価することになるだろう）が必要かもしれないが，選択した内容の合理性だけでは同意無能力を判断するための基盤とはなりえない。そのような結果にもとづいた基準は，Roth（1977）による代表的な論文で概説された5つの基準の中で解説（そして批判）されている。その基準を臨床の実践において明らかな欠点があるにもかかわらず，まだ研究目的に用いている研究者もいる（Marson et al., 1995b）。しかしながら，それは合法的な基準と考えるべきではない。第1章で概説した現代の患者の自己決定の概念とは，明ら

BEWARE

▶患者の認識する能力が欠落しているのかどうかは，患者に必要な信念が欠けているのかどうかという単純な問題ではなく，むしろ，欠如の性質と原因に重きを置いている。

かに矛盾している。

　第二に，論理的思考基準は，現実には単一の基準ではなく，形式的な意思決定の過程と関連のある多様な能力からなる。別な角度から考えると，論理的思考を形成する多くの過程があるということである。一つ明らかに含まれる要素は，論理的一貫性である。すなわち，もし医療の決定に関して，患者が2つの矛盾した希望を述べる場合，明らかに同意能力がないと考えられる（もっとも最近は，統合失調症の患者が演繹的な論理能力を要する課題においても，うまくやれると立証されている）（Owen et al., 2007）。ApplebaumとGrissoは，能力評価尺度を開発する過程において，意思決定や問題解決能力に関する心理学の文献でみられるような論理的思考のさまざまな要素を評価する方法を考案した（Grisso et al., 1995）。このように，そういった評価方法の論理的思考に関する側面は，法令と判例法の定義によるものではなく，（理解と認識の場合と同様，）意思決定や問題解決能力の心理学的理解から推測される構成に基づいている（Grisso & Appelbaum, 1998；Grisso et al., 1995）。そのような評価尺度は，論理的思考を測定する多様な評価法の中にある"論理的比較"や"論理的因果関係"の概念を含んでいる（Grisso & Appelbaum, 2001；Grisso et al., 1997）。一方，その著者らは，論理的思考の基準と関連した以下のような能力を列挙している。意思決定に焦点をあてる能力，選択肢を考慮する能力，結果を考慮し想像する能力，結果の可能性を評価する能力，自分の価値観に基づき結果の望ましさの程度を判断する能力，すべての要因を考慮に入れて結論に到達するよう熟考する能力などである（Grisso & Applebaum, 1998, pp.54-55）。ここで重要な点は，意思決定の過程にはさまざまな種類の下限以下の結果がみられ，その低下が一定以上であれば，無能力と判定される可能性があることである。

　第三に，論理的思考の基準は，患者が現在問題となっている決定をどのように行うかということに適用するべきである。問題となっている医学的な決定に関しては，正常な類推をするが，他の意思決定に関しては多くの矛盾を示す患者は，だからといって無能力と考える必要はない。そのような乖離が存在するか否かは，経験的な問題であるが，生じる可能性はある。多くの人で，論理的な思考が存在しなかったり，あるいは非論理的な思考が優勢になるような盲点が人生の中でみられるという意見もあるかもしれない。しかし，論理的思考の能力評価は，問題となっている医療

の決定に限定して役割を果たすべきである。

　最後に，論理的思考の基準は単独で用いられるべきではない。裁判所や法令で一般的に触れられることはなく，Berg（1996）によれば，裁判所において単独で用いられることは決してなく，他の基準と常に一緒に用いられる基準である。このことは，同意能力の評価者は一般に論理的思考の基準の障害のみを無能力と判定する基準とすることはない（そしてすべきでない）ということを意味する点で重要な実践的示唆を与えている（このことが能力評価の面接にどのような影響を与えるのか第5章で議論する）。実際には，以下において議論することだが，実践においては，論理的思考の基準に関する評価が，認識と理解における明らかにならない障害を探索するためにしばしば役立つ。

Ⅱ. 4つの能力で十分だろうか？

　この疑問は，2つの意味で意義があるかもしれない。一つ目の疑問は，無数の同意能力の定義があるとすれば，裁判所や法令，そして組織の方針で列挙されているすべての基準を説明するのに，4つの能力で十分であろうか？というものである。二つ目の疑問は，これまでの文献においてよく指摘されている4つの能力モデルに含まれないような他の基準に関しては，どうすべきであろうかという点である。

● 多様な基準に意味をもたせること

　アメリカの精神科コミュニティにおいて幅広く受け入れられているにもかかわらず，臨床家の仕事に影響を与えるかもしれない，たいていの法令やさまざまの倫理と法律に関する文献，そして指針では，4つの能力モデルには明らかな言及はしていない。実際，読者自身，自分の施設の意思決定能力に関する指針で，能力の要素について，4つの能力モデルとの重なりが明確でないことがわかるだろう。

　幸いなことに，指針や法令において言及された多くの基準は，4つの能力の基準の一つあるいはそれ以上の基準と一致している。その理由は，そのモデルが法律やそれに関連した文献の包括的な検討に基づいているからである（Berg et al., 1996）。そのモデルが法律の基準と調和しないときには，そのこと自体が能力評

価者にとって重要な情報である．以下の議論は，法律の定義が4つの能力モデルにそぐわない場合の能力評価者へのガイドとなりうるかもかもしれない．

ニューヨークヘルスケア代理法（1990）にみられるように，一つの一般的な公式では，"意思決定能力"を"医療の意思決定について，提案された方針のリスクとベネフィット，および代替手段を含む性質と結果を理解，認識し，説明を受けた上での決定を行うことができる能力"と定義している．この法律には3つの能力が引用されている．"理解"，"認識"，そして"説明を受けた上での決定"である．残りの説明は，よく知られているインフォームド・コンセントの開示要件の言い換えである．このケースにおいては，4つの能力モデルの定義における理解と認識を使用するのは合理的であろう．同じ用語が使用され，両方の用語が含まれていることは（それらが余分なものとして意図されていないとすれば），それが4つの能力モデルにおける区別と適合することを示唆している．説明を受けた上での決定に"到達する"能力は，問題となっている決定のための情報を理解と認識する間の過程を説明しているようだ．この中間の過程は4つの能力モデルにおける"論理的思考"に相当すると解釈することが合理的である．このニューヨーク州の法律は，"選択の表明"について明記はしていない．そして他の点ではニューヨーク州と同じ定義を持つ他の州の法律では，代わりに"説明を受けた上での決定に到達し伝えること"を使用している（例；Illinois Health Care Surrogate Act, 2007）．しかしながら，ニューヨーク州の法律を，同意能力ありとするのに，自分の選択を伝える必要がないと意味しているとみなすことは，少し拡大解釈かもしれない．

より革新的な状況は，イングランドとウェールズで Mental Capacity Act（2005）とよばれる新しい法律が可決され，2007年に発布されたことである．この法律は，同じコモン・ローの歴史を持つ国で生まれ，英語圏の国におけるこの種の法律でもっとも新しいものであるという点で検証の価値がある．この法律は，以下のことができない場合には，人は自己決定ができないと定義している．①決定に関与する情報を理解すること，②情報を保持すること，③意思決定する過程の一部として情報を用いたり重み付けしたりすること，④決定を伝達すること（話したり，手話をしたり，あるいは他の手段）などである．③と④の条件は，論理的思考の基準と選択の表明の基準に関する合理的な説明である．②

の条件は，"意思決定に必要な情報を理解すること"という概念をある程度示唆しており，ある情報が一時的に保持されることが意思決定のために必要であり，その法律は，"短い期間しか決定に関連した情報を保持できないという事実をもって，その人が意思決定できないということにはならない"ということを明快に述べている。条件①が理解と認識，あるいは狭義の意味での理解のみを包含するのだろうかという疑問が生じる。条件①をどのように解釈すべきだろうか？　新たな法令を解釈するための手引き文書（Department of Constitutional Affairs, 2007）がある。通常法令を解釈するときにそのような手引きは存在しないことが多く，ぜいたくなことではある。付随する文書は，理解と信念・承認（実際には認識）の2つの要素を明確には分離していない。しかしながら，頭部外傷の患者における病識欠如に関する議論は，法律において用いられた理解という言葉が信念を含むことを示唆している。法律は，認識を含む広義の理解の定義を用いているように思える。新しい法律は，"すでに存在しているコモン・ローによるテスト"と一致しており，認識の基準を用いることを禁じているわけではないようである。Mental Capacity Act に従って判定する必要がある能力評価者は，もし患者が自分の状況や多様な治療選択肢の結果を自分のこととして認識できない場合に，患者は関連した情報を理解できないと述べれば，新しい法律と一致した方法で行っているといえるだろう。

　一般には，議論された基準や能力の多くは，短いリストにまとめることができ，重なり合う傾向にあり，重なっていると解釈するのが合理的かもしれない。例えば，インフォームド・コンセントの鍵となる開示項目を理解する能力が不可欠な能力であることに議論の余地はないだろう。この単純な概念がさまざまな方法で表現されるものの，中核的な概念は同じであることはよくあることである。このように，Grisso-Appelbaum の4つの能力モデルは，非常に有益であり，それは，共通の本質的な要素をとらえている。

　しかしながら，直観的に重要と考えられ，複数の文献などで提唱されているいくつかの同意能力基準がある。そのような基準の一つに信頼性の基準がある。

● 信頼性と同意能力

　同意能力の基準としての信頼性の概念は，いくつかの重要な文書などに繰り返し記載されており，信頼性が，能力評価の全般的

な概念に一致するのかをみておくことは重要である（Buchanan & Brock, 1989 ; Elliott, 1997 ; Faden & Beauchamp, 1986, pp.262ff ; Presidents Commission for the study of ethical problems in Medicine and biomedical And behavioral research, 1982, pp.57-58）。患者の選択に信頼性があることが，選択において同意能力ありとするために必要であろうか？　当然のことながら，それは信頼が意味することに関係する。影響力のある大統領委員会（1982, p.57）においては，意思決定の能力には，"価値と目標を持つこと"が必要と単純に述べられている。その意味するところは，同意能力がある患者の選択というのは，その患者が持つ価値観と目標を反映するか，もしくは一致したものでなければならないということである。一見すると，この基準は，患者の自主性を重んじる直観的には魅力的な主張である。例えば，このような基準は，パターナリズムを好む医師への重要な対処方法となるかもしれない。そのような医師は，より積極的な治療を好み，その結果として，治療を拒否する患者を同意能力がないと判断する傾向にある。そのような場合には，患者の選択が，中核的な価値に基づいていると考えることは重要であり，同意能力があるとより自信をもっていえるかもしれない。

　FadenとBeauchamp（1986）は，同意に関する代表的な著作において，信頼性を必要な要素として強調する自律に関する影響力のある哲学的理論があると述べている。自律は，同意のための哲学的な基礎となるので，能力の評価において，自律を4つの基準に加えて独立した基準とみなして包含する必要があるのか考察することは意義がある。そのような観点からは，信頼性が必要とするのは，"行動が，各個人がどのように生きたいかを熟考した上で受容できる，価値，態度，動機や人生のプランを表しているか"という点である（Faden & Beauchamp, 1986, p.263）。信頼の概念は，同意能力のある意思決定を構成する重要な道徳的直観をとらえている。しかしながら，後で説明するように，この直観は，4つの能力モデルにおいて把握される概念であり，強力で独立した信頼性の基準を必要としない。あまり自律性の基準を強調してしまうと，現在受け入れられている実践と一致しない結果となる可能性がある。

　自律性の定義を強調すると，同意能力の必要要素として，信頼性についての肯定的で，広範な証拠が必要となる。しかし，この定義には問題もある。これは，自分の価値観を認め実際に適用す

る過程をあまりにも自覚的かつ明快なものとして理想化しており，現実の人々に関する単純ないくつかの事実を無視している。自己に関する知識の程度と価値観をはっきり伝える能力は，人によってばらつきが大きい。心理学的な内省の能力があることや，言葉で明確に伝える能力があることは，評価する人もいるが，すべての人に評価されるわけではない。エホバの証人の信者は自分の宗教を宣言するが，たいていは明確ではなく，関連する中核的な価値観を隠している場合もあるかもしれない。ある人は，よく考えた上で自分の価値観を表明するが，あまり考えずに表明する人もいるかもしれない。しかし，考慮が足らない，理路整然としていない，決定が一貫していないということが，同意能力がないことを意味しているわけではない。

信頼性を強調することのもう一つの問題点は，価値の一貫性と統合を理想化してしまうという問題である。これにより人々の価値観の内的な一貫性を理想化してしまう傾向にあるが，たとえ重要なことに関しても人は両価的になることがあり，それも正常とみなされる。加えて，信頼性と自律のために人は，"人生計画"をもつべきだという考えは，能力の基準としては，あまりにも厳しいように思える。人は，一貫した人生の計画をもたずに，毎日意思決定を行っている。

最後に，信頼性を強調しすぎると，他者の中核的な価値観と実際の選択との関係を明らかにし，評価する能力を理想化してしまう傾向にある。多くの重要な価値は，患者自身にとってさえも，明らかではないので，評価者にとっては困難な課題となるかもしれない。さらに，評価者が個人的統合といった高い基準を他者にあてはめて，その強さや一貫性を探ることを許可することはあまりにも侵襲的なようにみえる。

● 4つの能力モデルにおいて信頼性が意味すること

信頼性の基準は，無視されるべきなのだろうか？ 実際，4つの能力モデルは，信頼性の基準の背後にある道徳的な直観を，過度に信頼性の要件を重視してしまうという落とし穴にはまりこむことなく，把握可能である。大統領の委員会の報告（1982, p.58）では，信頼性基準の意味を詳しく説明する際に，患者の好みのもととなる価値観が安定していることを強調する傾向にある。すなわち，「患者の価値観があまりにも不安定で，治療が終了するまでの一定期間少なくとも一つの選択に到達し維持できない場合

は，患者の決定を信頼することが難しい」としている。実際には，そのような懸念は，安定して選択を表明できるという基準によってうまく解決できるだろう。

認識能力の定義においては，そのように命名されているわけではないが，患者の疾患による妄想や非合理的な信念が現実の自己を反映しないように思われる場合には，認識能力の中に実際には信頼性基準が埋め込まれていることも思い起こしておくべきである。実際に，重篤なうつ病の患者の場合には，過剰で虚無的な悲観主義のために，認識の基準は満たさないかもしれない。そういった意味では，絶望的な悲観主義は，信頼性のない決定を導く可能性がある（"感情的な同意能力と信頼性" の節を参照）。GrissoとAppelbaum（1998, p.5）は，「主観的な価値観に基づき，多様な潜在的な結果のなかでどれが望ましいのかを選択する能力」を，論理的思考基準に含まれる能力とみなしている。

したがって，信頼性の評価は，必然的に4つの能力モデルによる治療の同意能力の評価の一部となる。おおざっぱな言い方をすれば，患者の決定が，もともとのその患者の人となりと一致しない場合ほど，その決定は信頼できなくなる。どこに境界線を引くかは，信頼性の定義からはきっちりと決めることはできない。このため，独立した基準を定義しようとするよりも，特に裁判所や判例では明確に示されない定義よりも，これまで普及している4つの能力モデルの中で信頼性基準について検討するほうがより有用で適切だろう。これにより，信頼性の価値を長く臨床で用いられてきた基準とともにとらえることができるという利点がある。

● 感情的な同意能力と信頼性

同意能力の概念は，認知機能を重くみて，人の感情や価値の側面を無視しているとする研究者もいる（Elliott, 1997）。このような研究者は，能力評価の手法によっては，「うつになっていると，治療プロトコールの危険性に気づくことはできるが，単にそれらの危険性を気にしない場合」をうまくとらえることができない可能性があると懸念を表明している。ここで懸念されていることは，価値づける能力を同意能力の定義の一部として含めない限り，無能力と判定するための重要な基盤を失う危険があるということである。

この点は十分に考慮すべき問題である。患者が，リスク（あるいはベネフィット）の程度と可能性を（知的に）理解できたとし

ても，リスクとベネフィットへの評価態度を決定できないかもしれない。正常とされる態度の範囲は広いだろう。ベネフィットが得られる確率が20％でも高い価値があると考える患者もいれば，同じような状況での別な患者は，50％の確率でさえも楽天的にとらえることはできないかもしれない。手術室で死亡する確率が30％あっても受け入れられる患者もいれば，2％でも手術をやめる患者もいるかもしれない。このように考えると，4つの能力モデルは，概念的にこのような問題に答えることができないのだろうか？ 4つの能力モデル，特に認識基準によって，この問題の大部分は解決することができるという考えには反論があるのかもしれない。重度のうつ病の患者は，提案された治療のベネフィットとリスクに関して，認知的には議論できるが，そういったことに虚無的な態度をとるかもしれない。単に生きるか死ぬかという問題に関心がないのかもしれないし，自己を価値がなく，非難に値するとみなしているかもしれない。しかしながら，そのような否定的な態度の評価は，患者の抑うつ症状の表れとして判定されるならば，自分の置かれた状況を認識する能力の評価の一部として含められるべきであろう。そのような状況において，どのように認識基準を解釈するかの例は，第6章に記載されており，認識能力の評価の系統的な方法については第5章に概略が述べられている。

III. 治療同意能力の評価の現代的な実践の指標

インフォームド・コンセントの方針は，医療に関する意思決定の領域が発展するとともに生まれてきたので（すなわち，患者が意思決定できる領域を広げ，専門家の役割を制限すること），この方針の中に含まれる同意能力の概念が機能的なもので，患者の意思決定の領域を広げることに焦点をあてていることは驚くべきことではない。とくに，治療に関するインフォームド・コンセントは，医療者から開示された情報を利用できることを仮定している。このため，能力の概念は，診断，年齢，法律的立場，あるいは"正常"（例えば，"健全な精神状態"）の代わりに用いられる心理的な概念などよりも，開示された情報を用いて自由に選択することができる能力に焦点をあてている。

この機能的な概念にはいくつかの次元がある。もっとも明らかな次元は，妥当性のあるインフォームド・コンセントを提供するためには，患者が必要ないくつかの能力を持っていることである（ここで概説した能力である）。しかしながら，能力評価は，個々の能力評価以上のものがある。能力の判定に，そのような基準がどのように適用されるのかという問題は，長年にわたって発展してきた実践的原則に依存している。この章の残りの部分では，重要な実践的原則について述べる。そのような原則は，法律には記載されておらず，むしろ法律を適用する際に必要になる。

● 患者の状況における機能に応じた能力

能力の現代的な概念は機能的なものではあるが，患者の能力のみを評価するだけで単純に評価できることを意味していない。事実，能力の判定は，患者の能力と患者がそれらの能力を発揮することが期待されている状況の双方を考慮して行われる。こういった理由で，BuchananとBrock（1989）の先駆的な論文では，インフォームド・コンセントを提供するための能力は，**相対的概念**であると述べている。そこでは，単に個人の意思決定能力に関することではなく，むしろ機能的な能力とそれらの能力を発揮することが期待されている状況（問題となっている選択のリスクとベネフィット）の関係が問われる。このような理由から，この同意能力に関する現代的な枠組みを，能力の"機能と文脈"モデルとして考えるのがもっともよい。

● 同意能力は機能と意思決定の内容に特異的である

認知機能検査をもって同意能力の尺度としているのを，いまだに主な医学雑誌に掲載されている論文でみることがある（Ferrand et al., 2001）。同意能力がないということを**正当化**するのは，診断ではなく，認知機能検査における成績低下や精神病症状そのものであると考えるのは意義があるのかもしれない。しかしながら，同意能力に関連した能力に関係する場合に限り，そういった要因は重要であるのかもしれない。患者の精神状態を正確に理解することは，現在の同意能力の概念においては，極めて重要である。機能に対して実際に影響を与えるという意味で価値がある。認知機能，あるいは精神に障害があるということだけでは，法律的に同意能力がないということを自動的に意味するわけではないが，理解，認識，論理的思考，あるいは選択などの能力を低

BEWARE

▶認知機能低下や精神病症状，あるいは診断は，同意能力と関連する。その理由は，意思決定する患者の機能を障害するからである。しかしながら，それらは法律的な無能力を定義づけるわけではない。

下させる認知機能の障害があると，同意無能力になる可能性がある．

能力の現代的な概念は，特別な医療に関する意思決定から生まれ，問題となっている課題に焦点をあてているので，極めて限局した概念である．能力の評価者は，人の能力の判断が，他の状況においても当てはまるとは仮定していない．それは，医療以外の意思決定に適用できるわけではない．化学療法に十分に妥当なインフォームド・コンセントを与えることができない人でも，意向を書いたり，自動車を運転したり，あるいは他の医療的な決定にはインフォームド・コンセントを与えることが可能な場合もある．

● 同意能力の状況依存的な側面：可能性のある選択肢におけるリスクとベネフィット

結果は能力の判定に重要である．特に，要求される能力のレベル，同意能力の水準は，リスクとベネフィットの比率が上がるとともに高くなるとみなされている．この実践に関しては2つの重要な問題がある．第一に，能力評価の他の側面と同様に，十分に考慮した上での判定が求められるが，リスクとベネフィットの重みづけについてはほとんど手引きがない．第二に，この実践は，患者の自律性についての一般的な理解との間にいくらか対立が生じるため，評価者は，実践のための根拠を認識し，それを明確に心にとどめておく必要がある．

大統領の諮問委員会（1982）は，国立生命倫理委員会（1998）が提唱しているようなスライディングスケールの基準を明確に承認している．しかしながら，2つの理由で実践は容易ではない．第一に，この実践とインフォームド・コンセントの方針の背景にある精神と緊張した関係にある点を容易に見出すことができる．その理由は，患者以外の誰かが，"患者にとってベネフィットであるような基準"を評価に押しつけるように思えるためである．あたかもパターナリズムが，背後のドアから侵入してくるようにも思える．

第二に，リスクとベネフィットの結果が，能力評価に組み込まれたときには，明確な矛盾が生じる．心臓のペースメーカーに関して，何度も受容と拒否を繰り返した統合失調症の中年男性の例を考えてみよう．この治療は生命を救済するためであり，介入には比較的リスクは低く，長期の負担も少ない．このため，患者が同意している場合は，同意能力の基準を高く設定する必要はない．

しかし，もし仮に拒否したとすれば，基準は高く設定するべきであり，実際，能力の水準をみたしていないことが判明するだろう。患者の能力は変わらないが，ある状況では，能力があり，別の状況では，欠落していると判断された。これは，論理的に矛盾している。スライディングスケールの水準は，パターナリズムの観点を取り入れて，矛盾を受け入れているように思える。インフォームド・コンセントの方針とは一致しない。

　矛盾の問題に関しては，"能力"や"同意能力"の定義を，相対的なものではなく，人の目の色のように，内在的に備わった性質であるとみなす場合に矛盾となる。しかしながら，同意能力を相対的な概念（状況と関連する）とみなし，治療を受け入れている場合と拒否している場合で，能力評価において非常に異なる状況が生まれていることを認識するならば，矛盾は解決する。

　それでもなお，この対応はパターナリズムの問題には答えられていない。リスクとベネフィットは，なぜ状況の中に組み入れられるべきなのだろうか？　インフォームド・コンセントの方針では，外的な基準ではなく，患者自身が何を望ましいと感じているのかを考慮するべきとされているのではないだろうか。"合理的な"選択基準の不適切さに関するこれまでの議論は，まさにこの問題の基盤にあるのではないだろうか？

　われわれの社会では，たとえ，奇妙で，合理的ではなく，特異であろうとも，同意能力を有する人には治療を拒否する権利があるということには，議論の余地はない（Meisel, 1998）。しかし，この原則は，患者に同意能力があることを仮定している。より難しいのは，患者の同意能力そのものに疑問がある場合どうすればよいのかということである。すなわち，患者が決定した選択が，本当に同意能力がある上での選択であるかが不明確な場合である。同意能力を判定するにあたって患者の福祉という概念をいくらか用いることが適切なのかという問題である。この疑問に答えるためには，能力評価において最小限のリスクの場合とリスクが大きい場合に同様に福祉の要素を無視した場合どうなるかについて考えてみるとよい。すなわち，リスクの低い治療を受け入れている患者にリスクが高く，ベネフィットがあるか疑わしいような治療を受け入れる患者や負担の少ない救命のための治療を拒否する患者と同じレベルの能力が必要と考える場合である。これらの例は，能力評価の目的が，単純に，自己決定する能力が保持されているかを確かめるだけではなく，無能力の人を害から守ること

にあるということを示唆している。このため，能力判定にあたっては，福祉も考慮しなければならない。このことは，福祉に寄与するスライディングスケールが，自律性の法則を過小評価するのではなく，むしろ社会的な観点から，意思決定能力に障害がある（能力が不確かな）人について，自己決定を尊重しつつ保護されるべきであるという強い社会的な重要性がある。そして，この点は，インフォームド・コンセントの方針に違反しているわけではない。

実証的基盤と限界

chapter 3

　意思決定能力に関する研究は、ここ 30 年間で始まり発展してきた分野である。この分野はなお比較的小さい規模にとどまっているが、さまざまなテーマを扱うレビューが蓄積されてきており（Dunn et al., 2006；Kim et al., 2002b；Moye, 2003；Moye & Marson, 2007；Palmer & Savla, 2007；Sturman, 2005）、これは歓迎すべき傾向である。この章の目的は、研究の状況を簡潔に要約することである。特に同意能力評価者に関連する以下の疑問点について取り上げる。

- それぞれの現場において同意無能力は一般的にどれくらいみられるのか？
- 神経精神疾患や他の疾患は同意能力にどのような影響を与えるか？
- 認知機能テストの結果と同意無能力との関連はどうか？
  例えば、よく用いられる Mini Mental State Examination（MMSE）は同意無能力の予測にどれだけ有用であるのか？
- 臨床家はどのようにして同意能力を決定しているのか？
- 患者の同意能力は介入によって改善させることはできるのか？
- どんな評価尺度が利用可能で、どのように使われているのか？

　さらに、同意能力に関する研究の解釈についていくつか紹介をしてこの章を終える。

I. 同意無能力は一般的にどれくらいみられるのか？

● 一般病院

　治療同意能力の欠如は一般病院でよくみられる。18ヵ月を超える期間に急性期病棟に入院した患者に関する最近のイギリスでの有病率研究では、48％の患者が治療同意能力を欠いていた

(Raymont et al., 2004)。この研究者らは，面接に応じられなかった患者は同意無能力と仮定した。さらに，面接に応じることのできた患者のうち，31％は同意無能力であった。カナダの一般病院における100名の患者の研究では，面接に応じられない患者を除外し，勧められた治療を受け入れる患者や，治療チームによって同意能力があると強く感じられた患者も除外した。この研究では，約37％が同意無能力であった（Etchells et al., 1999）。これらの2つの研究は方法が異なっているが，一般病院で医学的に病気を持つ人の中で同意無能力が高頻度であることは明らかである。

　大半の一般病院では，治療チームから依頼された正式な同意能力評価は，通常コンサルテーション・リエゾン（CL）精神科サービスが行っている。そのような依頼は，CLサービスが関わる相談の一部を占めており，すべての精神科的相談の3〜25％の範囲である（Farnsworth, 1990；Jourdan & Glickman, 1991；Knowles et al., 1994；Myers & Barrett, 1986）。これらの同意能力に関する相談でもっとも一般的なのは，医学的治療に関する決定，セルフケアの能力，自分自身の意向の決定に関するものである（Masand et al., 1998；Ranjith & Hotopf, 2004；Umapathy et al., 1999）。

　一般病院において同意無能力の頻度は高いにもかかわらず，正式な相談は少ない。退役軍人病院における10年間の後方視的研究では，すべての入院の0.2〜0.4％でCLサービスによる同意能力に関するコンサルテーションを必要とした（Knowles et al., 1994）。相談された症例では，同意能力のある症例とない症例がちょうど半分ずつであった（Farnsworth, 1990；Katz et al., 1995；Mebane & Rauch, 1990；Ranjith et al., 2004）。同意能力の有無が明らかな症例であれば，コンサルテーションはほとんど必要ないので，このことは驚くことではない。ある一定の割合のコンサルテーションにおいて，患者が同意能力を持っていると考えられる他の理由がおそらくある。コンサルテーションの理由の多くは，患者が勧められた治療を拒否する（Masand et al., 1998）か，さらに多いのは患者が"管理上の問題"を引き起こす時である（Myers et al., 1986）。このような状況は，同意能力の問題よりも，対応困難患者の管理に関する援助の必要性から引き起こされる。同意能力があると考えられる患者は，コンサルテーションチームによって評価された時に，パーソナリティ障害，適応障害，精神学的診断がないと診断される傾向がある（Katz et al., 1995）。患者が同意無能力と考えられる時，もっとも一般的な診断は認知症やせ

ん妄のような"器質的な"疾患である（Farnsworth, 1990；Katz et al., 1995；McKegney et al., 1992）。同意無能力の割合は集中治療室でより高い（Cohen et al., 1993）。

● 介護施設

介護施設で行われた同意能力に関するさまざまな研究では，意思決定能力の障害は高頻度でみられており，44％（Pruchno et al., 1995），45％（Barton et al., 1996），67％（Fitten et al., 1990），69％（Royall et al., 1997）と報告されている。これらの数字は，介護施設入所者の意思決定能力の大規模な後方視的研究と一致している（Goodwin et al., 1995）。これらの研究では，研究方法は大きく異なっているが，同意無能力は介護施設においてよくみられるという結果はかなり信頼でき，妥当であるといえるだろう。

● 精神科病院，病棟

精神科患者の意思能力に関する最新のシステマティックレビュー（Okai et al., 2007）では，精神科入院患者の入院や精神科的治療についての同意能力の有無が調べられた。精神科患者の精神科入院の同意能力に関するアメリカやイギリスの研究では，自分の意思で入院した患者でさえ約30〜50％の患者が同意能力を欠いていた（Okai et al., 2007）。しかし，アメリカ精神医学会の専門委員会が推奨する能力判定の低い基準を用いたアメリカの一つの研究（Appelbaum et al., 1998）では，自分の意思で入院した患者の大半は入院の同意能力を持っていた。精神科的治療に関する同意能力に関しては，Okaiらの2007年のレビューでは，レビューの基準を満たす12の研究における，同意無能力の割合の中央値は29％であった（四分位範囲22〜44％）。

Okaiらの2007年のレビュー以降にイギリスで行われた最近の大規模研究では，精神科病棟に入院した350名の患者のうち338名を評価した。入院または処方された薬に対する患者の同意能力について精神科研修医の臨床的意見によって（4能力モデル構造を用いて）評価され，200名では同意能力評価面接（MacArthur Competency Assessment Test‐Treatment, MacCAT‐T；Owen et al., 2008）も用いられた。60％の患者が治療決定や精神科入院決定の同意能力がないと考えられ，その同意能力は患者の臨床的問題に左右されていた。任意入院の患者のうち，39％は同意能力がないと考えられ，強制入院患者の同意無能力の割合は86％であった。

INFO

▶治療同意能力の欠如は，一般病院，介護施設，精神科病院・病棟において一般的にみられる。

II. 神経精神疾患や他の医学的状態による影響

● せん妄と認知症

せん妄

　せん妄は急な認知機能の低下であり，通常，意識障害，注意力障害を伴い，多数の原因がある（Inouye, 2006）。他の一般的なせん妄に関連する特徴は，変動性の経過，解体した思考，精神病症状（幻覚または妄想），睡眠覚醒リズムの変化，精神運動の過活動または低活動，しばしば気分不快や不安に伴う感情不安定性である（Inouye, 2006）。せん妄はかなりよくみられ，重大な病的状態を示している。米国でのすべての入院日数の49％でせん妄は認められ，せん妄と関連した1年間の死亡率は35〜45％である（Inouye, 2006）。認知症患者もしくは全般的機能の障害のある患者では，せん妄を生じるリスクはより高く，重症の高齢者では，しばしば末期に認められる症状である。

　このように，せん妄は一般的によく認められる症状であるにもかかわらず，せん妄と同意能力の関係を特別に調べた研究は比較的少ない（Adamis et al., 2005；Auerswald et al., 1997）。これは，せん妄が急性（そして変動性）の現象であり，例えば認知症のような慢性の状態よりも体系的に研究することが困難であるからかもしれない。ある意味，一般病院や他の施設環境において，せん妄は同意無能力の主な原因であるので，入院患者の意思決定能力を調べる研究では，治療同意能力に対するせん妄（かつ/または認知症）の影響を反映していると一般的に解釈できる。これらの研究は前節で検討した。

　せん妄と同意能力に関する重要な実証的側面は，評価に影響するため，言及する価値がある。せん妄は認知機能の障害（注意，記憶，視空間，言語や他の機能，全般的な障害）として一般的に考えられているが，顕著な精神病症状が同程度の認知機能障害なしに出現する例もある（Meagher et al., 2007）。緩和ケアサービスにおいてせん妄を認めた100名の患者の研究では，49名が精神病症状を認めていた。若い患者ほど，より重度の感情不安定性を認める傾向があり，幻覚，妄想は認知機能障害との関連がない傾向があった（思考過程障害のような他の精神病症状は，注意，記憶，見当識，理解と密に関連していた；Meagher et al., 2007）。これ

らの患者では，もし被害妄想などの影響で他の精神病症状が比較的目立たず，表面的には認知機能に問題がない場合は，簡易認知機能スクリーニング［MMSE（Folstein et al., 1975）など］によって誤った判断がくだされるかもしれない．実際，そのような患者の同意無能力は，評価するのがとても困難である（第6章を参照）．

認知症

　認知症は，慢性的で，通常は老年期に生じる全般的な認知機能障害である．最近の集団研究では，アメリカの70歳以上の14％近くが，認知症であった．これらのうち，74％がアルツハイマー型認知症（AD），16％が血管性認知症であり，この2つがもっとも一般的な認知症の原因であった（Plassman et al., 2007）．他の研究では，22％が認知症の前駆状態の認知機能障害であった（Plassman et al., 2008）．これらは高頻度であり，慢性的な状態なので，認知症（大半はAD）と同意能力の関係を調べた研究は比較的多い．予想通り，認知症患者や認知機能障害を認める患者では，認知症や認知機能障害を認めない高齢者（Bassett, 1999；Dymek et al., 2001；Fazel et al., 1999；Fitten & Waite, 1990；Kim et al., 2001；Marson et al., 1999；Marson et al., 2000；Marson et al., 1995b；Stanley et al., 1988；Wong et al., 2000）や，比較的若い統合失調症患者（Wong et al., 2000）よりも同意無能力や意思決定能力の障害を認めやすい．

　しかし，認知症（ADなど）患者の中でさえ，かなりの不均一性があり，認知症と同意無能力とが単純に一致しないこともあることは，特記すべきである．例えば，ある研究（Marson et al., 1995b）では，軽度から中等度のAD患者全員（平均MMSE得点19.4点*）が，理解に関する法的基準以下の意思決定障害（評価尺度の得点が平均得点の2SDを下回る場合と定義）を認めていたが，28〜83％は他の関連する法的基準である認識，論理的思考，選択における十分な決定能力を持っていた．他の研究では，AD患者の論理的思考の質やリスク-ベネフィットの理解は，健常高齢者と同等であった（Stanley et al., 1988）．また，他の2つの研究では，軽度から中等度のAD患者（平均MMSE得点22.9点）の34％が意思決定能力の4つのすべての基準において，臨床家によって承認された閾値を上回っており，50％が事前指示の理解力の測定において十分な能力の閾値を上回っていたと報告されている（Bassett, 1999）．

＊NOTE

▶MMSE：0〜30点で30点が満点

しかし，不均一性にもかかわらず，初期の場合でさえ，一般的に認知症は同意能力に重大な影響を与える。平均MMSE得点が28.4点の軽度認知障害（MCI）患者60名の最近の研究では，認識においては33％，論理的思考においては27％，理解においては53％が基準の境界または下であった。この研究では，"境界または下"は検査結果が対照群の平均の1.5SDを下回る患者と定義していた（Okonkwo et al., 2007）。

AD患者は，同意能力面接のさまざまな要素で困難を認めているにも関わらず，選択の表明では障害をほとんど認めない傾向があり，その能力は通常かなり"論理的"であるという結果は，AD患者の研究において一般的な結果である。例えば，重度の認知症患者でさえ，健常対照群と同様の研究参加選択をする傾向がある（Kim et al., 2002a）。治療同意能力や治療選択を導き出す研究では，理解，認識，論理的思考がかなり障害されているAD患者でさえ，大半の人々が医師の推薦に従って選択するのと同様の治療選択を実際に行う（Marson et al., 1995b）。もちろん，"論理的選択"は同意能力基準の一つではなく，そのような患者は同意能力を保持していると考えるべきではないが，この結果からは無能力患者でさえいくらかの重要な同意能力を保持しているということに改めて気づかされる。

最後に，同意能力研究の大半がADや関連疾患の患者で行われてきているが，もちろん認知機能障害を認める他の神経変性疾患も意思決定能力の障害に関連している。例えば，法的基準によると，認知機能障害が"軽度"のパーキンソン病患者の25〜80％が境界域の同意能力か同意無能力であった（Dymek et al., 2001）。

認知症における意思決定能力障害の神経心理学的予測因子

意思決定能力障害の神経心理学的基盤を理解することは，さまざまな理由から重要である。それにより，意思決定能力の測定に構成妥当性を与え（Marson et al., 1995b），意思決定能力を高めることを目的とした介入の可能性が広がり（Christensen et al., 1995 ; Marson et al., 1996），意思決定能力の評価のための補助的ツールを提案することができる（Bassett, 1999 ; Royall, 1994）。

"同意無能力の神経学的モデル"を構築するためのもっとも大規模な理論的で実証的な取り組みはMarsonらの研究である。複数の認知機能がAD患者の意思決定能力の障害を説明しうるようだが，一貫しているのは，遂行機能障害である。遂行機能とは，"比

> **INFO**
> ▶認知症は軽度の場合は個人差がみられるが，一般的に同意能力に重大な影響を与える。

較的単純な考え，動き，活動を，複雑な目的に導くための行動に統合する"認知機能のことである（Royall et al., 1997）。ベッドサイドでの評価方法（Royall et al., 1992）や遂行機能を測定するTrail making test A（Bassett, 1999），言語流暢性課題（Marson et al., 1995a），概念化課題（Marson et al., 1996）などの神経心理学的検査は意思決定能力の障害を予測する。AD患者の行動の誤りの質的分析でも，遂行機能と意思決定能力の関連が支持されている（Marson et al., 1999）。

因子分析によると，意思決定能力には2つの大きな領域（言語的論理的思考／概念化と言語的記憶）が関与しているようである（Dymek et al., 1999）。概念化，遂行機能，言語／意味記憶，注意の神経心理学的測定は論理的思考／概念因子と，言語的即時，遅延再生は言語的記憶因子と関連している（Dymek et al., 1999）。

● 精神病性障害

治療同意能力に対する精神病性障害の影響は過去30年でかなり研究されてきた。実際，統合失調症や関連疾患患者の意思決定能力は，他の疾患群よりも広範囲に研究されてきた。AppelbaumとGrissoは1995年までの同意能力研究の実証的文献について，すばらしい包括的なレビューを行っている（Appelbaum & Grisso, 1995；Grisso et al., 1995）。そのレビューとその後のデータを組み合わせて以下に考察する。3つの主要な点によって研究データのすべてをまとめることができる。

慢性精神病は同意無能力のリスクファクターである

第一に，慢性精神病性障害は同意能力障害のリスクファクターである。しかし，この慢性精神病性障害群は不均一なので，診断から同意無能力を推測することはできない。方法論的に不均一ではあるが，初期の研究でさえ統合失調症群において理解の障害があることを見出している（Benson et al., 1988；Grossman & Summers, 1980；Irwin et al., 1985；Munetz & Roth, 1985；Roth et al., 1982；Schachter et al., 1994）。

データとしてもっとも良く，包括的な研究は，1995年に出版されたMacArthur治療同意能力研究であり，498名の長期にわたる詳細な評価を行った多施設研究である（Grisso & Appelbaum, 1995）。この研究では，急性期に入院した統合失調症患者を対象に調査している。統合失調症患者は健常者と比較して同意能力の

すべての面において低下していた。同意能力測定において，統合失調症患者の約25％が同意能力の一定の閾値を下回っており，統合失調症患者の52％は，少なくとも一つの評価尺度において閾値を下回っていた（Grisso & Appelbaum, 1995）。この研究により明らかにされたもっとも重要な点は，理解，認識，論理的思考の能力の中に，これまでいわれていたような階層構造が実証されるわけではないと示したことである。より短く，より使いやすいMacCAT-Tという評価尺度を用いて，これらの結果は広く再確認されてきた（Grisso et al., 1997；Vollmann et al., 2003）。

慢性精神病性障害患者群では同意能力が障害されているという明らかな証拠があるものの，疾患群の中にはかなりの不均一性がある。一つの極端な例として，慢性精神病性障害患者の一部では同意能力が重度に障害されていることが明らかである。これらの患者の一部は，面接研究ができないくらい障害されていると臨床家が判断して，同意能力研究の参加から除外されている（Grisso & Appelbaum, 1995）。MacArthur研究のような同意能力研究の対象となる患者でさえ，約10％が焦燥感のために面接を終了できなかった（Grisso & Appelbaum, 1995；Grisso et al., 1997）。しかし，精神科入院が必要なほど重症な急性精神病患者のうち，同意能力面接に協力できた患者の半分近くが同意能力に関連するすべての下位項目において十分な成績を収めている。

介助付きの生活を送っている症状の安定した外来患者では，同意能力は比較的保たれている。59名の比較的高齢（平均年齢50.2歳）の統合失調症患者と健常者とを比較した最近の研究（Palmer et al., 2004）では，理解の項目のみで健常者群と患者群との間で有意差が認められたが，患者群は平均してかなり高い能力を示した。論理的思考と選択の表明は2群間で同等であった。患者群の認識の平均得点は3.5点（0～4点）であった［統合失調症に罹患していることの病識を聞く質問であるため健常群は受けていない（Palmer et al., 2004）］。全般的に，標準化された評価尺度を用いた同意能力評価の結果は，安定した慢性精神病性障害の外来患者では，より高齢であってもかなり良好であった。

同意無能力は通常認知機能障害に起因するものである

第二に，慢性精神病と同意能力の関係についての要点は，同意能力に関連するのは，典型的な陽性精神病症状よりも認知機能障害（と陰性症状）であるということである（Palmer & Salva,

2007)。患者の同意能力は，精神病症状と少しだけ相関しているだけで，認知機能障害とより強く相関していることを示唆する研究（Carpenter et al., 2000）や，認知機能障害，陰性症状，解体症状は同意能力と相関し，陽性症状は相関しないとする研究（Moser et al, 2002）も報告されている。特定の認知機能領域と同意能力との間の関係は明らかではないが，さまざまな認知機能テストとの関連はありそうである（Palmer et al., 2004；Saks et al., 2002）。これらの知見は，（精神病理的重症度よりもむしろ）神経心理学的能力と日常生活機能が関連することと一致しているとPalmerらは述べている（Palmer & Savla, 2007）。

　われわれが行った研究では，同意能力面接に協力できるくらい十分安定している統合失調症患者の失敗行動を質的にコード化した場合，陰性症状は患者群と健常群とを区別する傾向があったが，患者の意思決定能力に影響を与える妄想や幻覚などの陽性症状はほとんどなかったことを見出した（Kim, 未発表データ）。

　これらの報告は，全体的に，慢性精神病性障害患者の意思決定能力の障害は，幻覚や妄想のような精神病の陽性症状によって直接生じるというよりも，認知機能障害を引き起こす脳機能障害を反映していると考えるのがもっともよいことを示唆している。実際，同意能力のもっともよい予測因子は，患者の全般的な自立機能のレベルだろう。同意無能力の予測評価をするのにそのような情報はかなり価値があるだろう。

介入によって理解を改善させることができる

　第三に，慢性精神病性障害患者は介入によって，実際の情報の理解能力が改善することがいくつかの研究で示されている。ある研究では，より高齢で，慢性の精神病患者と健常者に対してスライドを用いた教育を行い，患者群では健常対照群よりも理解テストにおいて成績が悪かったが，さらなる情報の説明を受けた患者群では，健常対照群と同程度の理解を示した（Dunn et al., 2002）。（インフォームド・コンセントの内容を超えた）簡単な"治療教育"は，健常対照群に匹敵するくらいまで，患者の理解を改善させる傾向があり（Carpenter et al., 2000），15分間の教育はより理解を改善させるようである（Moser et al., 2002）。

　少なくとも事実の理解は，統合失調症患者に対するさまざまな介入によって改善させることができるというさらなる証拠が他の研究により報告されている（Stiles et al., 2001；Wirshing et al.,

BEST PRACTICE

▶基準となる日常生活機能に関する情報や，最近生活レベルが悪化していないかどうかについて情報を集めよう。

1998；Wong et al., 2000）が，認識や論理的思考など他の同意能力に関連する能力に対する影響についての報告はほとんどない。しかし，同意能力評価者が，例えば話し合いを繰り返すことで，同意能力の状態を最適化することを確実にすべきであると示唆されるように，実践的観点からは，介入が一般的にこれらの患者の同意能力を改善させるという事実はかなり重要である。この点については同意能力評価の施行過程について考察する第5章で再度論ずる。

● 気分障害

躁病

双極性障害（躁うつ病とも呼ばれる）の特徴である躁病エピソードは，衝動性，誇大的思考，転導性，多弁，観念奔逸，活動性の亢進，睡眠欲欠如などのいくつかの症状を伴う。明らかな精神病的信念，対人関係における判断力の低下，浪費，危険な行動などもしばしばみられる。躁病患者は思考や衝動をコントロールするのが困難で，"重視する"能力（例；物事，人，活動が意味のあるものや重要なものであると感じる能力）がしばしば劇的に障害されているので，当然インフォームド・コンセントに関して疑問が生じる。

最近の研究で，躁病患者の研究に同意するための能力を調べたものがある（Misra et al., 2008）。この研究では，11項目ある理解についての評価尺度を用い，教示とテストを3回繰り返した。最初の試験では，躁病患者は双極性障害の躁状態でない患者よりも悪かったが，3回目の試験では理解において群間で有意差はなかった（Misra et al., 2008）。疾患の特徴から，より関連している可能性がある認識と論理的思考能力の領域は評価されていなかった。

対照的に，最近のイギリスの研究では，躁状態で精神科病棟に入院した実質的にすべての患者（97％）は，（薬物療法であれ精神科入院であれ）治療決定を行う能力がないと考えられることが報告されている（Owen et al., 2008）。この研究は全般的に精神科入院病棟での同意無能力の頻度に焦点をあてており，これらの躁病患者に関してそれ以上のデータは報告されていない。

最後に，イギリスの他の研究では，精神科病棟に入院した急性躁病患者の62％が，同意能力の臨床的評価によれば，治療同意能力を欠いていたと報告されている（Beckett & Chaplin, 2006）。

躁状態が重症であればあるほど，患者は同意無能力であり，IQが高いほど同意無能力になる可能性はより低かった。

　要約すると，理解の能力については介入により改善できるかもしれないが，躁病は同意無能力の重要なリスクファクターである。幸運なことに，躁状態は（少なくとも統合失調症やうつ病の症状を認める状態との比較において）しばしば短期間で終わり，効果的な治療法もある。このため，同意能力の評価者は，可能な限りまず第一に，治療を試み，より安定した状態に患者を戻すべきである。

うつ病

　躁病と同意能力に関する研究が比較的少ないのに対し，うつ病の同意能力に対する影響に関しては多くの研究がある。軽度から中等度のうつ病は同意能力に関連する能力にほとんど影響を与えない（Appelbaum et al., 1999；Stiles et al., 2001；Vollmann et al., 2003）。急性期の状態でさえ，入院しているうつ病患者はかなり高い同意能力をもつ傾向がある。92名の急性期の入院患者で，ベックうつ病尺度得点が30±11.4点（Grisso & Appelbaum, 1995）のうつ病患者を対象とした研究では，5.4％のみで理解の障害を認め，7.6％で論理的思考，11.9％で認識の障害を認めた。さらに，地域在住の健常者の下位5％と定義した得点を"障害"のカットオフ値とした場合，入院うつ病患者は，抑うつ症状のレベルにかかわらず，対照群と比べてごくわずかだけ悪い結果であったとこの研究は報告している。

　かなり重症のうつ病患者の場合，例えば電気けいれん療法（ECT）のために評価される患者についてはどうだろうか？　ある研究では，MMSEが20点以下の患者や法的に同意無能力の状態の患者を除いた重症のうつ病患者40名に対して，ECT治療についての同意能力を測定している（Lapid et al., 2003）。この研究では，インフォームド・コンセントに関する2種類の教育の効果を比較することに焦点をあてている。2つの教育的介入は効果において違いはなかったが，介入自体はMacCAT-Tにおける能力を改善させており，標準的な介入群の同意能力の最終得点はほぼ最大値の範囲であった。40名のうち，11名は精神病症状を伴ううつ病であった。これらの患者はMacCAT-Tの認識の項目が介入前後ともに有意に悪かった。この研究は対照群を置いていないが，絶対値を基準にして，著者らは「ECTを必要とする重症のう

つ病患者の大半は治療に関するインフォームド・コンセントの能力を持っているようである」と結論づけている（Lapid et al., 2003）。しかし，この結論は研究から除外された患者，つまりうつ病エピソードの出現前にすでに法的に同意無能力であったECT適応のあるうつ病患者や，すでに有意な認知機能障害を認めるために除外された患者には当てはまらないことを忘れてはならない。

他の研究では，ECTのために紹介された96名の精神科入院患者を調べ，カルテ上では21名が治療決定に関して同意無能力と考えられると報告されている（Bean et al., 1994）。Beanらの研究とLapidらの研究を比較するほど十分な臨床データは与えられていない。しかし，Lapidらの研究の除外基準を考慮すると，2つの研究はかなり一致しているようである。ECTが必要なうつ病患者で治療同意能力を欠いているのは少数派のようである。（認知症や精神病を伴わない）重症うつ病の患者の大多数がECTのような治療に対する同意能力を持っていると考えられる。

● 外傷性脳損傷（TBI）

アメリカ疾病管理センターによると，推定530万人（人口の2％強）のアメリカ人がTBIによる同意無能力を抱えながら生活している（National Center for Injury Prevention and Control, 2009）。TBIの年間の社会的費用は推定483億ドルである。TBIの主な原因は，転倒，自動車事故，（運動によるような）活動による怪我，暴行である。頭部外傷に対するケアの質が良くなっているため生存率が増加しており，サービスを求めるTBI患者の数は増加している。意思決定能力の問題は脳損傷リハビリテーション施設において大きくなってきている（Marson et al., 2005；Mukherjee & McDonough, 2006）。かつてのTBIから生存した退役軍人の数の増加の時のように，TBIと治療同意能力の問題はここ数年でより重要になるだろう。

TBI関連障害では，遂行機能障害を伴う前頭葉損傷の問題が同意能力の評価における主な問題になることが特徴である（Reid-Proctor et al., 2001）。上記のように，遂行機能とは，"比較的単純な考え，動き，活動を，複雑な目的に導くための行動に統合する" 認知機能のことである（Royall et al., 1997）。（記憶, 運動機能, 嗅覚のような）他の脳機能との明らかな境界はないが，基本的な概念としては，ある目的や動機を持って行動するために人の思考

や活動を調整するのに必要な脳の中での一連の過程とされている。この機能の大半は，不運なことに頭部外傷をもっとも受けやすい部位である前頭葉に備わっていると考えられている（Reid-Proctor et al., 2001）。

遂行機能障害は内科的，あるいは神経内科的疾患の患者における同意関連能力の低下と関連していることが研究において示されてきた（Holzer et al., 1997 ; Marson et al., 1996 ; Royall et al., 1997）。しかし，同意能力評価者の立場から，遂行機能障害は正式な神経心理学的評価でないと測定するのがしばしば難しいことが問題となっている（Reid-Proctor et al., 2001）。また，遂行機能障害を認めるが，言語，社会的技能，記憶は比較的保たれている患者では，一般的な臨床的面接では，病院外の生活で認められる機能障害の程度を同定することができないかもしれない。そのような患者の評価では，病院外での出来事や行動を考慮した証拠の補強が必要である。

TBI患者の同意能力に関連する能力の理解を目的とした研究としては，よくデザインされた実証的研究が一つだけある。24名の中等度～重度のTBI患者の研究で，急性期治療入院が終わった時点で，対照群と比較して，患者は認識，論理的思考，理解の能力が有意に低下していた（Marson et al., 2005）。これらの障害は，対照群よりは悪いままであったが，6ヵ月後に改善した。24名の中等度～重度のTBI患者の例では，急性期入院の6ヵ月後，認識においては25％，理解においては34％が境界域または同意無能力であったことは注目に値する（評価尺度の得点が健常者平均の1.5SDより下であることを基準にしている）（Marson et al., 2005）。

● 知的障害

知的障害の子供は，すべての子供と同様に，法的に同意無能力であると推定される。しかし，知的障害がある成人は，障害の重症度によって，治療同意能力がかなり異なる。軽度知的障害（IQ 55～80）と中等度知的障害（36～54）の成人と知的障害でない対照者とでリスクの少ない治療における選択に関する治療同意能力を比較した研究では，軽度知的障害の成人の大半が理解と選択能力は対照者と同等であったが，認識と論理的思考能力は有意に障害されていた（Cea & Fisher, 2003）。中等度知的障害の成人の約半分が選択を表明することができたが，他の能力はかなり低下

している傾向があった（Cea & Fisher, 2003）。同じ著者らによる同様の対象者で，研究同意能力に焦点をあてた他の研究では，軽度知的障害の16〜68％，中等度知的障害の4〜34％の成人が（理解の領域において）健常者の範囲内であった。認識はより良かったが（軽度知的障害群で74〜92％が正常範囲内），論理的思考はかなり悪かった（Fisher, Cea, Davidson, & Fried, 2006）。

ある研究では，慢性精神病，認知症，知的障害を比較している（Wong et al., 2000）。精神病群の平均簡易精神症状評価尺度得点は 40.1 ± 10.6 点（重度の入院患者レベル），知的障害群の平均言語性IQ は 60.2 ± 8.8，認知症群の平均MMSE は 11.9 ± 5.2 点であった。同意能力の半構造化測定を用い，リスクの少ない治療に関しては，精神病群の10％，知的障害群の35％，認知症群の67％が同意無能力であった（Wong et al., 2000）。

● 物質使用障害

物質乱用者が有意な機能障害を認めた場合，大半の州で後見人をつける対策を行っている（Rosen & Rosenheck, 1999）が，物質使用障害患者における治療同意能力に関する実証的データはほとんどない。この診断群においては，望ましい行動パターンを維持する能力に関してはしばしば疑問をもたれるが，意思決定についてはあまり問題とされない（Hazelton et al., 2003；Rosen & Rosenheck, 1999）。例えば，物質使用によるセルフケアの低下を長期間繰り返している物質使用障害患者においては，急性中毒のときでなければ（物質使用による認知症のような他の問題がない限り），典型的な治療同意能力面接では問題を認めないかもしれないが，長期的に自分自身を安全にケアする能力はないかもしれない。治療同意能力の通常の基準では，そのような人は同意能力が保たれていると考えられるだろう。このようなことから，理論的分析（Charland, 2002），法医学的分析（Cohen, 2002），症例研究（Hazelton et al., 2003）は多く存在するものの，治療同意能力を調べる研究が行われてきていないのは驚くことではない。

● 他の状態

臨床的な経験では，人格障害や不安が強いような状態において同意能力が障害されているかもしれないという疑問が生じることがある。しかし，このような問題を調べた系統的な研究はない。心疾患（Appelbaum & Grisso, 1997），糖尿病（Palmer et al.,

2005），HIV 感染（認知機能障害がない場合に限る）（Moser et al., 2002）などの認知機能を直接障害しない医学的状態が，治療同意に関連した能力に影響を与えることは一般的には示されてきていない。ある外来がん患者の研究では，研究同意の理解に有意な障害がみられることがあるが，大半は認知機能障害，年齢，教育歴によって説明されることが示されている（この研究では，高校を卒業していない人の割合が比較的高く，40％であった）（Casarett et al., 2003）。

神経性無食欲症については同意能力を決定する方法について興味深い議論が生じている（Grisso & Appelbaum, 2006；Tan et al., 2006）。10名の若い女性（少女）で神経性無食欲症の治療を拒否する能力があるかどうかを評価した小規模の量的，質的研究では，"十分な理解，論理的思考，選択の表明能力" を示したが，2名で認識の障害を認めた（診断に対する両価的な信念か，診断の断固とした否認なのかについては不明確である）（Tan et al., 2006）。Diagnostic and Statistics Manual of Mental Disorders（第4版）（DSM-IV）の神経性無食欲症の診断基準の一つに，"自分の体重や体型の感じ方の障害，体重や体型の自己評価の過度な影響，現在の低体重の重症度の否認" があるので，これは当然のことである。ゆがんだ自己認識に基づく信念や重症な低体重の結果の否認は認識の欠如を示すかもしれない。

III. 認知機能検査の使用と介入の有効性

● 認知機能検査は同意無能力の予測にどれだけ有効か？

認知機能検査は特定の同意能力評価の代用として使うことはできない。問題となっている治療決定能力は直接評価するべきである。しかし，簡易認知機能検査は，いくつかの場面で全体的な同意能力評価の有効な補助となりうる。

まず，認知機能検査は，認知機能障害が実際に存在していることを立証するのを助け，認知機能障害の程度についての情報を提供する。患者が言語や社会的能力が十分に保たれている場合，忙しい臨床家には認知症やせん妄の存在がしばしば気づかれないことを考えると，そのような検査は有用となりうる。治療チームが患者の治療拒否について心配して相談した結果，特定の検査によ

ってのみ明らかになる重大な認知機能障害が拒否の背景にあることが発見されることはよくあることである。

　第二に，認知機能障害の程度が（リスクーベネフィットがある状況での）意思決定無能力を予測するという研究データが示されている限りにおいて，認知機能のデータは同意能力決定に有用であるかもしれない。認知機能検査と同意能力の関係に関するデータは，（妄想のような精神病症状よりもむしろ）認知機能障害に基づく同意無能力と関連しているということに注意する必要がある。

　MMSE（Folstein et al., 1975）は，おそらくもっともよく知られているベッドサイドでできる認知機能障害のスクリーニング検査である。かなり広く知られ，使われているので，本節の残りは，同意能力評価におけるMMSEの有効性について考察する。

　MMSE得点は有用となりうるが，MMSEと同意能力との間に単純な関係があると推定することはできない。MMSEが正常得点でも同意無能力の人もいるかもしれないし（Schindler et al., 1995），MMSEが低得点でもいくつかの包括的な測定において十分な同意能力を認めることもありうる（Janofsky et al., 1992）。例えば，20名のAD患者において，MMSE（平均22.0±4.1点）は患者の意思決定障害の推定に有用ではなかったといくつかの研究で示されている（Bassett, 1999）。

　MMSEは同意能力の評価においてどれくらい有用だろうか？MMSE得点のもっとも有益な利用方法は，得点を2つのカットオフ値［低いほうのカットオフ値（16〜18あたり）と高いほうのカットオフ値（24〜26あたり）］を使って3つの領域に分類することである（Etchells et al., 1999）。MMSEのカットオフ値に18と26を用いた時に同意能力の有無をもっとも予測したと介護施設入所者の研究で示されている（Pruchno et al., 1995）。AD患者の研究では，MMSE得点が21〜25の場合，同意能力状態を予測することができず，その得点よりも下か上の場合は患者の同意能力状態をかなり予測していた（Kim & Caine, 2002）。このように，MMSEの有用性は，その状況とその利用のされ方にかかっている。この検査はかなり日常的に使われているので，新たな費用や労力なしで使うことができる。

　Trail making test A（Bassett, 1999）や語流暢性課題（Marson et al., 1995a；Marson et al., 1996）のような簡易な神経心理学的検査を日常的に行っている認知症専門クリニックや研究施設では，

これらの検査は役に立ち，ここで記載した MMSE よりも有用かもしれない。臨床的な観点から，これらの領域に関するさらなる研究が重要である。

● 教育と介入手段による同意能力の改善

教育的介入が双極性障害（躁状態でさえ）（Misra et al., 2008）や統合失調症（Carpenter et al., 2000；Dunn et al., 2001；Stiles et al., 2001；Wirshing et al., 1998）患者の理解を改善させるという根拠があることをわれわれは本章ですでに考察した。神経心理学的障害により学習能力そのものがかなり障害されていない限り，患者の治療同意能力や，少なくとも理解だけでも改善する望みがありそうである。もちろん，これらの考察は，例えば精神病的妄想よりもむしろ認知機能障害による同意能力の障害に当てはまる。

介入によって高齢者を同意無能力のリスクから救うことができるであろうか？ 健常高齢者ボランティアにおいて，さまざまな介入によって理解が改善することが報告されている（Taub & Baker, 1983；Taub et al., 1981）。長期ケア施設の34名の高齢入所者の研究では（MMSE 26.9 ± 2.5 点），教育的介入によって，入所者群は，架空の治療場面に関する理解が，対照の地域住民群と同等に改善した（Krynski et al., 1994）。高齢入院患者（MMSE 26.7 ± 3.2 点）の研究では，情報開示方法が理解に影響を与えることが示されている。特に，連続して開示するよりもむしろ一部ずつ情報を開示するほうがよりよい理解につながった（Grisso & Appelbaum, 1995；Dellasega et al., 1996）。障害が軽度の介護施設入所者54名（MMSE 25.0 ± 3.2 点）の研究では，単純化した説明によって意思決定能力が改善したが，認知症と考えられる20名は解析には含まれていなかった（Tymchuk et al., 1986）。MMSE が 22.9 ± 5.1 点と障害の強い高齢入院患者53名の研究においても，患者に参加予定の研究に"1週間の試験参加期間"を経験させることで，研究に対する理解の改善が認められた（Rikkert et al., 1997）。比較的軽度の認知機能障害や認知症を認める患者の他の研究では，情報を繰り返し伝えて強化することによって理解が増強される可能性が示されている（Buckles et al., 2003；Mittal et al., 2007）。しかし，中等度から重度の認知症患者の研究では，驚くことではないが，改善は認められなかった（Bourgeois, 1993；Wong et al., 2000）。

INFO
▶研究は同意無能力に対する教育的介入の有用性を支持している。しかし，結果は障害の原因や重症度による。

　これらの報告は介入により認知機能障害を持つ高齢者の意思決定能力は改善しうるが，得られるベネフィットの程度は障害の種類と重症度によることを示唆している。記憶障害を伴っていても，課題に取り組む能力（または補助により容易に取り組むことができる能力）を保持している軽度のAD患者は，介入からベネフィットが得られるかもしれない。しかし，病気が進行するにつれて，能力を一時的に改善させる試みは，意味のある改善を得るというよりは，うわべだけの行為になってしまうかもしれない。

IV. 同意能力の評価者に関して知っておくべきことは？

　治療チームは患者の同意能力障害を過小評価する傾向があることを示しているいくつかの研究がある（Fitten et al., 1990；Raymont et al., 2004）。例えば，ある研究では，治療チームは，完全で正式な評価によって同意無能力と考えられた患者の24％のみを同意無能力と考えていた（Raymont et al., 2004）。介護施設研究では，スタッフは，研究対象者の20名の同意無能力患者のうち，13名のみを同意無能力と認識していた（Barton et al., 1996）。
　このような不一致には，おそらくいくつかの理由がある。治療チームは，推薦する治療に患者が同意するように同意能力に関する低い閾値を採用しているかもしれない。もしくは，患者が勧めに"賛成する"ことだけを，同意能力は正常である証拠であると誤って信じているのかもしれない。一方，もし患者が負荷のないはっきりとしたベネフィットのある推薦する治療に同意する場合は，同意能力に関して低い閾値を用いても誤ることはないかもしれない。研究者はハイリスクの決定に関する能力の閾値を用いている可能性がある（一般的にこれらの研究では患者の決定の難しさについて議論しておらず，同意能力の決定に用いられた閾値については必ずしもはっきりしていない）。
　しかし，認知機能障害が治療チームによって認識されない傾向にある他の理由があるかもしれない。例えば，前頭葉機能障害のある患者は，比較的言語能力は保たれていることがあり，前頭葉機能に焦点をあてた詳細な検査や裏付ける証拠がないと決定能力の障害を同定することが困難である（Schindler et al., 1995）。治療チームが同意無能力に気づかないことは，同意能力について十

分考慮した結果というよりは，認識がないことを反映していることから，インフォームド・コンセントが不十分になっている危険性がある。

　専門家にコンサルトする医療従事者は，治療同意能力の本質についてあまり知らないということが，同意能力評価を専門とし，正式な同意能力評価を行う専門家から報告されている。リエゾン精神科医，老年科医，老年精神科医の調査では，同意能力評価の23の"ピットフォール"のうち，22について，回答者の多くがよくみられると回答した（Ganzini et al., 2003）。精神科以外の医療従事者が同意能力判断の決定の本質について理解しておらず，インフォームド・コンセントを得る際に，患者に十分な情報開示をしていないことを回答者は特に心配していた。

　一方で，いくつかの研究結果からは，精神科の専門家は，一般の医療従事者と比較して，同意能力の評価においてそれほどすぐれているわけではないことが示唆されている。1994年のある研究では，同意能力評価について他の医師よりも訓練を受けていると思われる精神科医でさえ，治療同意能力を評価する時に，正しい基準を適用できなかったり，偏った方法で基準を適用していることが示された（Markson et al., 1994）。10年後に行われた調査では，調査されたリエゾン精神科医のほぼ1/4（倫理委員会委員長，老年科医，老年精神科医も同様）が"他の人々の多くと同じ決定をする"患者が同意能力の本質的な基準であると誤って認識していたことを示された（Volicer & Ganzini, 2003）。同意能力評価を行う医師の能力を調べるように計画されたイギリスの研究では，対象者（臨床実習前の医学生から精神科後期レジデントまで）の点数は46点中平均25.1点であり，精神科医が他よりも点数が良いわけではなかった（Whyte et al., 2004）。

　同意能力評価者でさえ，"境界域"の症例の場合，判断が一致しない傾向があることは驚くことではない。軽度AD患者と健常者の同意能力面接のビデオを評価するよう指示された異なる背景の5人の医師（老年精神科，老年科，神経内科）の同意能力判断について調べた研究がある（Marson et al., 1997）。その研究では，患者群の同意能力についての医師の判断は全体で56％しか一致せず，カッパ係数は0.14と一致率は低かった。しかし，これらの医師は，（理解や認識の明白な定義を用いた場合のように）より明確に狭い範囲で定義された個別の法的基準を用いて判断するように指示された場合，一致率はかなり改善した。そのような戦

＊NOTE

▶同意能力評価時のピットフォール（例）
・過去に治療同意能力が欠如していると評価されていたら，将来も同様の決定能力がないと想定してしまう
・患者の意思決定能力を最大限に評価する義務を理解していない
・患者が統合失調症などの精神疾患を持っていたら治療決定能力が欠如していると思い込む

略により，法的基準による判断の一致率のみならず（平均76%），AD患者の同意能力に関する全般的な判断の一致率も改善した（Marson et al., 2000）。同じ訓練を受けた医師（精神科医）が，判断のために視覚的，または視覚-聴覚的情報源を用いると，一致率は高くなる傾向があることが他の研究で報告されている（Karlawish et al., 2005；Kim et al., 2001；Kim et al., 2007）。

同意能力評価者間のばらつきにはおそらくさまざまな原因がある。まず第一に，判断が避けられない場合，"境界域"の症例ではかなりのばらつきが生じるだろう。このような判断に内在するばらつきが，避けられない症例もあるだろう。次に，能力評価者の訓練が不十分な場合もあるだろう。われわれが行った調査（Kim, Caine, Swan, & Appelbaum, 2006）では，心身医学会（アメリカとカナダのリエゾン精神科医の主な専門組織）所属のリエゾン精神科医が，訓練期間中に受けた同意能力評価の講義の平均回数は2.6回で，スーパーバイズしてもらった症例数はたったの3例であった。平均して，これらの精神科医は同意能力評価に関するトレーニングの質を"適当"から"良い"と評価し，4点中平均2.5点であり，あまり良い評価ではなかった。正直なところ，この調査の対象は，代表的なサンプルというよりも，たまたま自分たちで選んだサンプルである。しかし，よくきかれる経験談も，これらの結果に一致している。

同意能力評価者間のばらつきの他の原因は，同意能力障害の特徴としてどの障害に注目するかという，個人の"スタイル"に関係している。AD患者の同意能力評価者として医師を対象とした研究（Marson et al., 1997）では，厳格な傾向のある医師（例えば，障害されたAD患者を同意無能力と考える傾向がより強い）は，短期記憶障害に焦点をあてるようである。記憶障害はADのかなり初期から生じるので，そのような障害を同意無能力の徴候として考える同意能力評価者は，より"厳格"な判断を下すだろう。対照的に，より"寛大"な医師は，経過のより遅い段階で出現する症状である，遂行機能の障害に注目するようである（Marson et al., 1997；Earnst et al., 2000）。同意能力評価者が判断を下す方法上の問題は，面接データの解釈に関する第6章でさらに考察する。

V. 治療同意能力の評価尺度

　治療決定や研究参加決定についての同意能力に関連する能力を評価するためにたくさんの尺度が用いられてきた。実際、大半の研究グループは同意能力に関連した能力を測定するためにそれぞれ独自の評価尺度を用いる傾向がある（Kim et al., 2002b）。このことは、解釈においてかなりの問題を生じさせる（"文献を読むときの注意"の節を参照）。さまざまな評価尺度の詳細な検討は、本書の目的から外れるが、妥当な範囲の総合的なリストを表3.1に参考として載せる。これは、治療同意能力か研究同意能力に関連する一つ以上の能力を測定するために用いられる評価尺度のリストである。これらの評価尺度についてより深く知るためには、それぞれの論文と3つのレビュー論文にあたるのがよい。まず、Moye（2003）によるレビュー論文では、リストにある6つの評価尺度について詳細で厳密な科学的レビューが行われている。次に、Dunnら（2006）による論文では、リストに載せている評価尺度の大半のより簡潔なレビューが行われている。最後に、Kimら（2002b）はこのような評価尺度を用いて評価する場合の主な問題について論じている。

表3.1　治療または研究のインフォームド・コンセントに関する能力を評価するための尺度

著者（発表年）	評価尺度[a]	研究(R)または治療(T)同意	(1) Dunnら(2006) (2) Moye(2003) (3) Kimら(2002)によるレビュー
Appelbaum and Grisso (2001)	MacArthur Competence Assessment Tool-for Clinical Reserch (MacCAT-CR)	R	1, 2
Beanら (1994)	Competency Interview Schedule	T	1
Bucklesら (2003)	Brief Informed Consent Test	R	1

表 3.1 (続き)

著者 (発表年)	評価尺度[a]	研究(R) または 治療(T) 同意	(1) Dunn ら (2006) (2) Moye (2003) (3) Kim ら (2002) によるレビュー
Carney, Neugroschl, Morrison, Marin, and Siu (2001)	Competence Assessment Tool	T	3
Cea and Fisher (2003)	Assessment of Consent Capacity for treatment	T	1
DeRenzo, Conley, and Love (1998)	Evaluation to Sigh Consent	R	1
Draper and Dawson (1990)	Ontario Competency Questionnaire	T	1
Edelstein (1999)	Hopemont Capacity Assessment Interview	T	1, 2
Etchells ら (1999)	Aid to Capacity Evaluation	T	1, 3
Fazel ら (1999)	Vignette based	T (事前指示として)	3
Fitten ら (1990)	Vignette based	T	1, 3
Grisso ら (1995)	Understanding Treatment Disclosures	T	1, 2
Grisso ら (1995)	Perception of Disorder	T	1, 2
Grisso ら (1995)	Thinking Rationally about Treatment	T	1, 2
Grisso ら (1997)	MacArthur Competence Assessment Tool-for Treatment (MacCAT-T)	T	1, 2
Janofsky ら (1992)	Hopkins Competency Assessment Test	T	1, 2
Marson ら (1995b)	Capacity to Consent to Treatment Instrument	T	1, 2, 3

表3.1 （続き）

著者 （発表年）	評価尺度[a]	研究(R) または 治療(T) 同意	(1) Dunnら (2006) (2) Moye (2003) (3) Kimら (2002) によるレビュー
Miller, O'Donnell, Searight, and Barbarash (1996)	Deaconess Informed Consent Comprehension Test	R	1
Sachsら (1994)	Vignette-based instrument	R	1, 3
Saksら (2002)	California Scale of Appreciation	R	1
Schmand, Gouwenberg, Smit, and Jonker (1999)	特定の名称なし	T	1, 3
Stanley, Guido, Stanley, and Shortell (1984)	Competency Assessment Interview	R	1
Stanleyら (1988)	特定の名称なし	T	1, 3
Tymchukら (1986)	25-Item True-False test	T	3
Vellinga, Smit, van Leeuwen, van Tilburg, and Jonker (2004)	Vignette- or actual decision-based structured interview	T	1
Wirshingら (1998)	Informed Consent Survey	R	1
Wongら (2000)	Decision assessment measure	T （診断手順）	3

[a] すべての評価尺度が著者によってつけられた名前とは限らず，簡易な記述を用いているものもある。

　これらの評価尺度は業務で日常的に用いるべきだろうか？　もしそうであれば，それを選ぶときの重要な問題点は何か？　リストに載せた評価尺度の大半は，日常的に用いるには適当ではなく，その理由については同意能力に関連した能力の評価方法を考察する第5章の中で説明している。しかし，第5章では，もっとも広く使われている評価尺度の2つについて考察し，より詳細に比較している。

Ⅵ. 文献を読むときの注意

　同意能力の研究の質は改善してきている。しかし，まだ比較的小さく，新しい研究分野であり，方法や質がかなり不均一な傾向がある。同意能力研究の報告を解釈するのは複雑であることを知っておくことは重要である。以下にいくつかの主な問題点をあげる。

● 同意能力の構成概念

　まず第一に，大半の研究グループは，同意能力に関連のある能力を測定するために独自の評価尺度を開発する傾向がある（Kim et al., 2002b）。残念ながら，同意能力の構成概念とそれの運用方法は研究によって異なる。法律家によって構成概念は異なり（Grisso & Appelbaum, 1998），委員会報告や学者によっても異なる（Buchanan & Brock, 1989；President's Commission, 1982；Roth et al., 1977）ので，これは驚くことではない。しかし，研究間の相違は，また違っている。実際，構成概念を念入りに作成していない研究もある。公に発表されていない評価尺度を用いているために，背景にある構成概念を評価するのが困難である研究がある一方で，広く引用されている Appelbaum と Grisso の4能力モデルを用いている研究もある。しかし，後者の例でさえ，これらの評価尺度はお互いにかなり異なっており，能力の1つか2つにしか焦点をあてていないとか，例えば，理解と認識の違いを間違って運用しているといった場合がある。

● カテゴリー分けによる能力判断

　第二に，個人の同意関連能力（理解，認識，論理的思考）の測定以外に，これらの研究における能力判断のカテゴリー分けの方法が問題である（意思決定能力のディメンジョナルなデータから能力に関するカテゴリー的判断を行う場合の問題点は，データの解釈に関する考察の一部として，第6章でより詳細に考察する）。もちろん，カテゴリー的判断の定まった手法はなく，研究者らは，カテゴリー的判断をするためにさまざまなことを行う。これには，単純な統計学的手法も含まれる（例；患者群や対照群の平均の2SDを下回るなど，特定の統計学的カットオフ値を下回る場合に"同意無能力"状態とする）。他の手法として，研究者の直観を

もとにあらかじめカットオフ値を決めることもある。最後に，対象者のカテゴリー的状態を独立した専門的評価者による判断で決めている場合もある。一人の専門的評価者の場合もあれば，複数の場合もあり，最後の方法は研究によってかなり異なっている。想像できるように，ディメンジョナルなデータから同意能力のカテゴリー的決定をするにあたって用いられたこれらの3つの手法によって定義された"同意無能力"の意味は必ずしもオーバーラップしていない可能性があり，研究を解釈するときに注意が必要である。

● **研究対象の影響**

第三に，ある評価方法が同意能力を決定するのに妥当で信頼性があると主張する研究を解釈するにあたっては，患者の構成について注意を払うことが重要である。例えば，研究の患者構成が双峰性の分布，つまり，高機能と低機能の患者はいるが，中間的機能の患者がほとんどいないような場合，同意能力がある患者とない患者を区別するにあたって，どんな方法を用いても，効果があることになってしまうだろう。

まとめ

治療同意能力評価は，できる限り，エビデンスに基づくべきである。この分野はまだ発展途上で，方法論的にまだ開発中の方法が多くあるため，文献の解釈にはしばしば困難を伴う。数年以上かけて蓄積されてきた妥当で信頼性のある結果の要約を本章で試みたが，そのような研究にも限界があることに注意が必要である。

Chapter 4	評価の準備段階
Chapter 5	データ収集：患者への面接
Chapter 6	解釈
Chapter 7	アセスメント後
Chapter 8	研究参加への同意能力

APPLICATION

chapter 4

評価の準備段階

一般的に同意能力（capacity）を評価するプロセスは以下の要素から成る。

・コンサルテーションの依頼
・面接前の情報収集
・スタッフやその他の関係者との面接
・患者との面接
・必要に応じてさらなる情報収集
・事後評価の課題

通常，これらの要素はこの順序で行われるが，症例によって異なることもある。この章では最初の3つの要素（「必要に応じてさらなる情報収集」も含む）に焦点をあて，第5章では患者との面接について，第7章では事後評価について述べたい。

同意能力評価のために準備しておく課題は，評価を準備することから，同意能力評価の必要性，利用可能な資源と専門知識までを含む多様な要因によって大きく異なる。

I. 同意能力評価の依頼

医療同意能力の評価を実施するのが適切である，もしくは必要になるのはどの時点だろうか。治療（treatment）チームには2つの疑問がある。一つは，患者の治療同意能力（treatment consent capacity）は形式にのっとって評価されるべきなのか，それとも能力があるとおおよそ考えていいのだろうか，という点であり，もう一つは，評価は専門家によってなされるべきなのか，それとも治療チームのメンバーによってなされるべきなのだろうか，という疑問である。

● 評価者への依頼

　成人は皆自らの医療行為について意思決定能力があると想定されており，しばしばこの理論は法律や指針に明示されている。したがって，こうした想定を一旦保留するためには，少なくとも正式な評価やコンサルテーションのきっかけとなるに十分な理由が必要である。しかし，正式な評価がなされるべきかどうか決定できる規定は一つもない。

　医療が主に行われている病院で，ほぼ一般的に治療同意能力のコンサルテーションが必要とされていることは驚くべきことではない。この問題は入院環境ではより頻繁に起こることだが，外来診療所でも手術やその他の治療を計画する時などにも問題となる。いずれの場合でも，医師は同意能力の評価ができる専門家を必要としている。都市部，とくに大学病院ではコンサルテーションリエゾン専門医のようなメンタルヘルスの専門家はいるが，同意能力のアセスメントを施行する専門的な訓練を受けた司法精神科医や司法心理士（forensic psychiatrists or psychologists）はたいてい少ない。

　精神科医や心理士のようなメンタルヘルスの専門家が，患者の同意能力をアセスメントする必要はその問題の性質によってもさまざまである。本書でも後述するが，この章ではコンサルタントとしてのメンタルヘルスの専門的な機能について主に述べる。しかしながら，知的障害者のような特別な人々には専門家による評価が求められる州もあるが，ほとんどの州では，同意能力評価が専門家によって実施されなければならないという法的義務はない。ほとんどの法律や指針では，評価するのは「主治医」もしくは単に「医師」でもよいとされている。通常，法的な観点からは制限や専門的な資格の要件はないのである。もし治療チームのメンバーが同意能力評価を行うことができる時間的余裕と知識を持っているならば，そのメンバーは，患者に必要な医療情報を伝えるのに最適な立場におり，かつ，患者自身から直接，本人の認知機能や心理的な状況を含む臨床的な情報を得ることができるので有利である。実際のところ，患者が精神科治療を受ける時，担当している医師が医療同意能力を決定する際にはまさにベテランの精神科医のようであり，特別なコンサルタントへ紹介する必要もないだろう。しかしながら，たいていの精神科以外の病棟では，医療の専門分化が強まっていることを考慮すると，評価が簡単で

ない場合，とくにメンタルヘルスの専門家が行うことが一般的である。このように評価を誰が行うかという問いは，法的必要条件の一つとしてではなく，むしろ専門的知識と評価が行われる場の問題であるのが普通である。

● 同意能力評価の依頼をアセスメントする

患者の同意能力の評価は単に患者と面接することだけにとどまらない。評価者はさらにコンサルテーションの要望をアセスメントし，患者との面接より先に（時には後に）関連する情報を集め，次の評価の鍵となる課題を行わなければならない。評価はコンサルテーションを依頼された理由とその意味をアセスメントする瞬間から始まる。したがって，評価そのものと評価の準備を分けることは多少恣意的である。

コンサルタントは，紹介元にこの状況をどのように認識しているのか確認するべきである。詳細に調べることで，なぜ紹介してきたチームや医師が患者は能力がないかもしれないと考えているのか，さまざまな理由が明らかになるかもしれない（Umapathy et al., 1999）。患者がチームを困らせるほどの特有の行動障害や認知機能障害がなくても，統合失調症の既往歴を持っているからというだけの理由でコンサルテーションが求められることもある。もしくは，主治医が粘り強く詳細な情報開示を行ったにも関わらず，患者が十分な理解を示していると確信できず，より詳細な意見を求めるためにコンサルテーションに回されることもある。時には，医療状況自体が細心の注意を要することもある。例えば，問題となる治療は，ある程度のベネフィットは見込めるものの患者にとって負担が非常に大きい場合，つまり，治療チームとしては患者が本当に治療のメリット，デメリットを認識しているのか確かめたいという状況である。医師や治療チームが患者にとって最良と信じている治療を患者が拒否した際に同意能力評価の依頼が出ることがしばしばである。重大な結果をもたらすかもしれない治療（もしくは診断的介入）を患者が拒否する時，拒否を認めるに十分な意思決定能力があるかどうか疑問を持つのは当然である。しかし，この点は患者が反対する意見を言うからといって能力がないとみなす，パターナリスティックな立場と混同させるべきではない。

コンサルトする本来の意味は，評価プロセスが十分に進んでから初めて明らかになるかもしれない。それほど同意能力の評価が

問題ではなく，むしろ治療チームが患者を管理するのに苦労しているだけなのかもしれない。治療チームの考えが誤っているとか，患者の管理能力がないという意味ではなく，単に状況に影響を及ぼしている力動を把握して，分析することは難しいということを意味している。そして，この点が，コンサルタントが行うべき課題の一つである。コンサルテーション精神科医のようにメンタルヘルスのコンサルタントは，コンサルテーション時に必ずしも本当の理由が伝えられるわけではないという事実をよく知っている。以下の2つの状況を考えてみよう。

一般的なシナリオは推奨される治療や診断手順を拒否する患者である。

> 35歳男性，HIV陽性。薬物乱用歴と服薬ノンアドヒアランス歴あり。肺炎のため入院。患者は血液検査やその他の診断手順を拒否し，チームと連携することも拒否している。「彼には拒否する能力があるのか？」というのがチームの疑問である。

もっともなことではあるが，患者からの拒否はしばしば怒りとして表出される。もし患者が軽んじられているとか，軽視されていると感じているならば，チームが勧めることを拒否してチームを苦境に立たせることで自分の意思を主張しようとするかもしれない。チームの側が今度は不満に思い，無意識的に罰や脅しの一つとして同意能力評価を用いるかもしれない。患者が怒って，たいていの患者であれば受け入れる治療を拒否してチームを大混乱に陥れている状況のとき，（患者には能力があり，複雑な患者をどう管理するかが真の課題であるのだと仮定した場合）患者の能力について述べるにとどめるだけでは十分でなく，むしろ状況を悪化させるだけだろう。一番望ましい方法は，なぜ患者が拒否しているのかをまず理解することである。患者は軽んじた扱いを受けて無力感を感じているのかもしれない。薬物依存やパーソナリティ障害，あるいは両者をもつ患者はコーピング能力が低く，逆効果となるような振る舞いをすることもままある。このような依頼は，「やっかいな患者」のマネジメントケースとして（少なくとも最初は）扱われるべきである（Groves, 1978）。この点については第7章でも触れる。

時には，患者の利益のために見方を変えることによって同意能力の評価を避けたほうがよい場合もある。同意能力の決定を伴わない解決で事態により良く対応できるのであれば，それがより適

切な対応方法だというのが原則である．これはあまりに明白なことなので指摘する必要はないように思えるが，しばしば忘れられてしまう．次の例は，軽度の認知症を伴う高齢患者で，一人で帰宅させるにはリスクがある場合である．

> 80歳女性，未亡人で介護付き高齢者住宅に居住．度々服薬を忘れることが重なり，うっ血性心不全が認められる．ストーブを消し忘れて消防署に連絡がいったことも一度あった．臨床検査では軽度の認知症と診断されるが，女性はナーシングホームに移ることを断固として拒否している．

このようなケースでは，患者は自分自身の身を危険にさらしており，実際のところ独居するという意思決定を行う能力がないのかもしれない．しかしながら，安全上のリスクが減り，見守りプランが施行されるといった十分な資源が提供されるのであれば，彼女はより長期間アパートで独居が可能となるかもしれない．

おそらく，信頼できる人物であれば毎日服薬管理をするためにさまざまな取り決めができるだろう．例えば，ストーブを使うことが難しいので電源を切っておくといったようにストーブの使用を止めたり，食事は宅配に任せたりすることができるだろう．同意能力の基準は，今ある選択肢から起こる可能性のある結果に合わせなければならないので，もし患者の選択肢が十分安全なものならば無理やり同意能力評価を行うよりもより良い解決になることがはっきりするだろう．残念なことに，リスクを下げるには資源が乏しいことがしばしばであり，同意能力評価が必要になるかもしれない．しかし，一切の評価を避けることで，より良い結果が生じるかどうか探求してみる価値はある．

同意能力の評価を中心に据えることなく，同意能力評価への要望に対していかに対応するか，その多くの例がある．同意能力評価の要望を評価する際，どこに臨床的な焦点をあてるかについて柔軟な発想が必要である．

最終的に評価者はそれぞれのケースをよく知り，意思決定能力の低下に影響を及ぼす患者の医学的状況や精神的状況に焦点を合わせることがベストな方法かどうかに注意するべきである．評価が必要なくなるのであれば基礎疾患の治療は可能であろうか．治療に関連する決定はその日になされなければいけないのか．こういった注意点は，コンサルタントが「同意能力の相談」が仕事とされているからといって，同意能力の評価者が臨床家としての立

BEWARE

▶同意能力評価者の仕事の一部は，同意能力評価が本当に必要かどうか（あるいはそれだけで十分か）を決定することである．より臨床的に焦点化された介入が行われたほうが患者にとって良い場合もある．

場を忘れないようにするものである。患者が生命維持治療の中止を望む際のように治療決定が不可逆の場合，この点はとくに重要である。

II. 患者との面談前の情報収集

● 医学的状況を理解する

第2章で述べたように，同意能力の評価は，単に患者の能力を評価するのでなく，むしろ特定の状況においての患者の能力を評価することにある。したがって，コンサルタントの最初の課題の一つは，しっかりと確実な同意能力評価を実行するために患者の医学的状況を十分に理解することである。紹介元の医師や治療チームのメンバーとコンサルトの理由について議論するために，コミュニケーションの場を持つことが理想である。医学的情報を聞き取る際には，コンサルタントは，インフォームド・コンセントの開示で求められる要素を単純にきくことができる。このようにコンサルタントは，医師に対し患者の状況と予後，提案した治療（診断手順）と，それにより予想されるベネフィットとリスクや不快感，また，提案した代替治療と，その予想されるベネフィットとリスクや不快感，そしてさらに，これらの治療を行わなければ起こりそうなこと，すなわち予想されるベネフィットとリスクや不快感について説明するよう求めればよい。さらにコンサルタントは，治療チームにより推奨された治療の性質と範囲を含め，患者との間でいかに多くの会話がすでになされてきたかを知るべきである。もし能力の評価者が医師でなければ，この会話はさらに重要である。評価者が確実に事実を適切に把握したうえで評価を始めるためには，必要な質問はすべてチームに尋ねられるべきである。

チームと話し合うほかにも，コンサルタントは（過去のカルテや電子カルテから）現在と過去の関連する身体的，および精神科的既往歴，現在の神経画像検査結果，臨床検査結果，最近のものから現在までの服薬リストを見直すべきである。同意能力評価の対象となる患者はまさに自分自身の生活史や病歴を伝えるのが難しいため，この種の仕事の準備はたいてい必要になる。加えて，他の医療サービスからのコンサルテーションの記録は，再確認するべきである。三次医療機関では頻繁に起こりうることだが，特

殊な医療状況については治療チームでさえ最良な情報をもちあわせていないこともある。したがって，その他の専門家と直接会話することが必要であろう。コンサルテーションにおいて，作業療法や理学療法のように，患者のさまざまな機能を評価しているスタッフと直接話したり，記録を見たりすることが有用かもしれない。最後に，最近では正式な神経心理学的検査のデータがあることはまれになりつつあるが，手に入る場合いつでも確認するべきである。

● 第三者からの情報収集

　第三者から情報収集するのは通常，必須である。この範囲には配偶者，子ども，介護付き高齢者住宅のスタッフ，他施設のスタッフ（例えば，もし患者が州の精神科病院から移動する場合），急性期病院のスタッフなど，その他にも及ぶ。収集される情報の種類は多岐に渡る。例えば，チームは，家での安全でない状況の報告をもとに患者の退院後予測される状態に関連する能力評価を求めるかもしれない。これはコンサルタントにとって探索的な仕事が要求されるであろう。家での患者の機能を直接知っているであろう病院外の人と直接話すことによって，時間によって変化する患者の精神状態の性質や，患者が事前に話していた希望，治療に関する本人の好みや表出する行動パターンを知ることができるかもしれない。

　患者から確かな生活史を聴取できない場合，このようなことは認知機能障害を持つ患者では極めてよくあることだが，第三者からの情報が重要であるのは明白である。しかし，面接からは患者の障害が明らかにはうかがえないものの，実際の機能はかなり障害されていると思われる場合にも，第三者からの情報が同様に重要である。言語機能は良好に保たれている（言語機能が保たれていると一見，面接では「正常にみえる」）が，実行機能が障害されている早期の認知症患者では，実際の障害レベルの感覚を確かめるために，病院の外での患者の様子を注意深く確認することが必要であろう（Schindler et al., 1995）。同じような状況は，実行機能障害が中心となる外傷性脳損傷の患者でも起こりうる（Reid-Proctor et al., 2001）。そのような症例では，認知機能障害の程度と部位を確認するために神経心理学的検査に加え，第三者との慎重な面接が必要となるだろう。

　第三者からの情報が役に立つのと同様に，同意能力の評価者は，

BEST PRACTICE

▶患者の医学的状況を理解するためには以下の点が重要となる。
・患者の治療チームと話す
・患者の身体的，精神科的既往歴を確認する
・臨床結果，投薬リスト，神経画像検査結果などを確認する
・コンサルテーションの記録を確認する，かつ（もしくは）コンサルタントと直接話す
・可能であれば神経心理学的検査を確認する

集められた情報の質を最適に保つため，かつ，第三者の情報を慎重に解釈するため，ガイドラインに従う必要がある。

まず，評価者は，第三者が情報に色をつける可能性がある利害関係を持っているかどうか，察知する感覚を持つべきである。例えば，治療に対し頑なに拒絶する高齢のやもめの父親に不満を感じている息子であれば，息子の意見では，「あまりにも年老いて自分自身の身の回りのことはできない」と父親の障害を過剰評価する可能性がある（Gutheil & Appelbaum, 2000, p. 219）。しばしば感情が付加された状況の場合，評価者は「どこからの」情報かを把握する必要がある。情報提供者のこの種の評価は，能力が低下しており，代行決定者を必要とする患者の場合では重要である。

第二に，第三者（とりわけ専門家でない人物）からの情報の正確さは，いかに具体的で明確な質問がなされるかによることが多いだろう。したがって，評価者は「ええ，彼女は自分のことは全部自分でできます」という発言を額面通りに受け入れるのではなく，「一日の食事量はどのくらいですか」，「誰が朝食を用意しますか」，「何を食べますか」，「ストーブやオーブンは使用しますか」のように詳細なリストに沿って質問することになるかもしれない。これは，第三者との面接によって，オープン・クエスチョンや誰も予想もしなかった答を話し手が提供できるような良い面接を実践するのを控えるということを意味するわけではない。しかし，評価者は，情報源から何が知りたいのかについてはっきりとした考えを持つことと，情報提供者が具体的で信頼性のある内容で答えられるように質問する必要がある。例えば，患者が障害のために引き起こした（もしくは，引き起こす可能性がある）危害についての話を受けて入院させられることは珍しくない。たとえそのようなことがあるとしても，何が起きたのか，どんな状況だったのか，実際の損害はどうだったのかを正確に知ることが重要である。これらの話は，しばしば話を伝達する人の動機や先入観に影響され，人から人へ伝わるうちに内容が誇張されたり弱められたりする可能性がある。そのような状況では，質問をより具体的にすればするほど，情報提供者に与える解釈の余地がなくなり，より正確かつ信頼性のある情報を得ることが可能となるだろう。

第三者からの情報収集は多大な時間と労力を要する。難しいグレーゾーンの症例は，実のある確証的なデータなしに際限なく議論されることになると，さらに時間がかかり遅れることになるため，通常，事前の投資はそれだけの価値はある。

● まとめのチェックリスト

評価者は，面接のために患者の部屋に入る準備をするまでに，調べること，確認すること，反証することの項目についてよく熟知しておくべきである．心構えのチェックリストとして表4.1の質問を用いることができる．概して，評価のための暫定的な枠組みにより多くの情報を提供すればするほど，評価はより良いものとなる．

表4.1　患者の面接に向けてのチェックリスト

- コンサルテーションを求めている人たちの本当の懸念は何か．懸念していることの（予備的な）証拠は何か．
- 患者の医学的状況，どんな介入が提案されているか，手続きおよび代替療法のベネフィットとリスクは何か．
- 患者にはどう伝えられているか．同意能力の評価を行う目的で，必要な情報開示を提供するために，医学的状況を十分に理解しているか．
- ここまで集められた情報に基づくと，認知機能障害や精神障害の潜在的要因や原因，レベルはどのくらいか．これらの仮説を確証する，もしくは反証するためにどのような点に注目して面談を行うか．
- 患者において問題となるであろう具体的で特有の課題は何か（例えば，患者の陳述や，安全行動がとれないことなど）．

データ収集：患者への面接

　治療同意能力評価のための面接は，患者の臨床的な状態と同意能力に関連する特定の能力という2つの領域を対象とする。面接を通してこれら2つの領域をどのように評価すべきだろうか？もし評価者に十分な時間があり，患者の協力性も高いのであれば，同意能力に焦点をあてた評価を進める前に，患者の神経精神医学的な状態について臨床的な評価を行うのが理想であろう。詳細な精神機能検査やいくつかのベッドサイドで施行可能な認知機能検査は，評価者が同意能力面接に焦点を合わせ，方向性を決めるのに役立つ。なぜなら，患者の障害の状態や程度，また，同意能力基準を満たさない反応について，多くの知見を得られるからである。特定の能力の評価を急ぎすぎると，現象を説明するのに役立つ全体的臨床像が得られないため，あいまいな知見を導いてしまいがちである。

　同意能力面接の前に詳細な精神機能検査を含む臨床面接を行う時間は，現実的にはほとんどない。妄想は不快気分や焦燥を伴うことが多く，妄想のある患者の協力性は長くは続かない。また，妄想がある患者の忍耐力は，長時間の探索的検査の間に低下する。初期の認知症患者は，ベッドサイドでの認知機能検査でうまくできないことに気づくと，障害を隠そうとして，その後の検査への協力を拒否しがちである。つまり，理想的には評価は神経精神医学的評価に続けて特定の同意能力評価を行うことが望ましいが，評価者には柔軟性が求められる。

I．患者の臨床的な状態の評価

● 患者への働きかけ

　同意能力評価を行う際，患者の立場を考慮することは重要である。例えば，治療同意能力評価を行う場所としてもっとも一般的な一般病棟について考えてみよう。逆説的であるが，病室は，同

意能力評価のような重要な面接を行うのに理想的な場所ではない。もし患者に何らかの認知機能障害，精神機能障害，医学的疾患があれば，患者は心配し，当惑し，身体的にも不快を伴うであろう。例えば，患者が恐れるような手術が行われる可能性を漏れ聞いたり，直接言われたりするかもしれない。点滴器，各種モニター，廊下から聞こえる音，あちこちに置かれたテレビの音など気の散る騒音も多い。同室者やその家族が会話に入ってきたり，看護師，医師，他の職員がバイタルサインや下膳のために出入りしたりするため，プライバシーが保てない。このような状況に慣れた臨床家にとっては，すべてはバックグラウンドノイズ化しており，病室は特別な面接を行う理想的な場所でないことを忘れてしまう。

このように，同意能力評価者は，患者を補助するような状況を可能な限り整えることを認識しなくてはならない。具体的には，テレビは消し，見舞客には外で待つよう頼む。もちろん，患者が家族や友人の付き添いを望んだ場合はその限りではないが，その場合は，観察だけにとどめ，患者が助けを求めても介入しないよう頼む。プライバシーを守るための手立ては，たとえカーテン1枚であってもすべて使う。ドアを閉め，静かでプライバシーを侵害されない環境を保つためのさまざまな方策を講じる。

通常，評価者は，患者に必要な治療方法の選択能力があるかを評価する者として自己紹介する。自己紹介時には，患者が同意能力面接を希望したわけではなく，ゆえにそのようなことがあると予想もしていない。それは常に患者以外からの依頼である。また，メンタルヘルスの専門家が，同意能力評価者として一般病院に割り当てられた場合，精神疾患以外の患者は専門家による認知機能検査がなぜ自分に必要なのかいぶかるであろう。「私は狂ってない」という反応は稀なことではない。この厄介な状況の原因をもっとも単純かつ率直に述べると，患者を担当している治療チームから頼まれた評価や説明であるということにまとめられる。

面接には正式なインフォームド・コンセントが必要だろうか？ほとんどの専門家は非公式な同意と協力で十分という意見に合意するだろう。第一に，臨床的な同意能力評価は（雇用者や政府といった）利害関係が生じるようなものとは異なり，患者の利益が最優先であり，法的利益（例えば，司法主導の法的評価）というより，患者自身の福祉と利益が目的である。患者を広い意味で支援する意図で行うということは，患者を安心させるための説明の

中で伝えるべきである。第二に，既に報告されているように（Grisso & Appelbaum, 1998），入院中に行う臨床面接のような危険性の低い処置は，通常，個別のインフォームド・コンセントを必要としない。

　もちろん，患者が同意能力評価を拒否することもある。協力を得ることが難しい患者においては，理想的な情報より少ない状態で重要な決定をせねばならず，評価は難しくなり，評価者は不安になる。しかしながら，このような状況でも，体系的かつよく考えられた手法をとることで評価は可能である（第6章で解説する）。

● 臨床的症状の評価

　同意能力評価の第一段階は臨床的評価である。精神科医が行う他の臨床的評価とほぼ同じである。現病歴，精神科・他科での既往，家族歴，社会生活歴，現在の服薬，薬物乱用，その他血液検査や関連する検査結果である。以下に述べる項目と類似したフォーマットであれば，いずれも有用であろう。

　上述したほとんどの項目は医療カルテや補足的記録から得ることができるが，患者の障害が明らかであれば，臨床的に行われた標準的な「精査」が症例の十分な理解に役立つ。これにより，不注意で重要な情報を取りこぼしてしまうことを確実に防げる。病歴の一部（例えば，患者の入院1ヵ月前に，日常の家事を一手に引き受けていた配偶者が亡くなったなど）で，患者の臨床像を説明できることがある。つまり，面接で示された患者の認知機能低下状態は，それまでは配偶者の世話により表に出ていなかったと説明でき，「突然」の発症は，結局のところ「突然」ではないといったことである。このことは，例えば患者の認知機能障害の可逆性は，逆に状況の全般的なマネジメントに影響を与えることを明らかに示唆している。

　同意能力評価のためには，複数種の障害を原因別の2つの大まかなタイプに分けることが有益である。一つ目のタイプは認知機能低下であり，一般病院でもっともよく見られる同意能力低下の原因である。認知機能低下には，注意，見当識，記憶，言語，視空間能力，遂行機能が含まれる。もう一つのタイプは精神医学的問題によるものである。これには，精神病性症状（妄想，幻覚，思考の解体，発動性の欠如など），躁症状（転導性，誇大妄想，発話心迫，衝動性，多動，判断力低下など），その他の症状（不安，恐怖，解離性障害，重篤な抑うつ，自殺念慮，強固な拒絶など）

BEST PRACTICE

▶情報収集の例
・認知あるいは精神の機能低下があるか？
・機能低下の状態はどうか？重症度，低下領域は？
・機能低下の背景となる状態は何か？
・状態は可逆的，あるいは意思決定能力を強化するために軽減可能か？
・神経心理学的検査のような正式な検査が必要か？

が含まれる。もちろん、これらは診断ではなく症状の記述であり、認知機能低下と精神症状の両者を含むこともある。例えば、通常、せん妄は全般的認知機能の急激な低下とみなされるが、せん妄患者の決定能力障害の主な原因は精神病性症状である場合もある。一方で、慢性期の精神病、例えば統合失調症の場合、妄想・幻覚のような古典的陽性症状だけでなく（これらはもちろん重要な原因であるが）、むしろ、しばしば、全般的認知機能低下や陰性症状により、治療同意能力が失われる（第3章参照）。

認知機能評価

　認知機能低下は、同意能力評価者が使い慣れた簡易なベッドサイド検査を用いて、体系的に評価されるべきである。もっとも一般的なスクリーニングテストはFolsteinら（1975）のMMSEである。MMSEは、同意能力低下の原因として認知機能低下が疑われ、その特徴と重症度を明らかにする必要がある場合に有用であり、MMSE自体が同意能力面接を解釈する指針となる（第3章参照、MMSEなどのテストを用いるにあたってのエビデンスに基づく考察）。

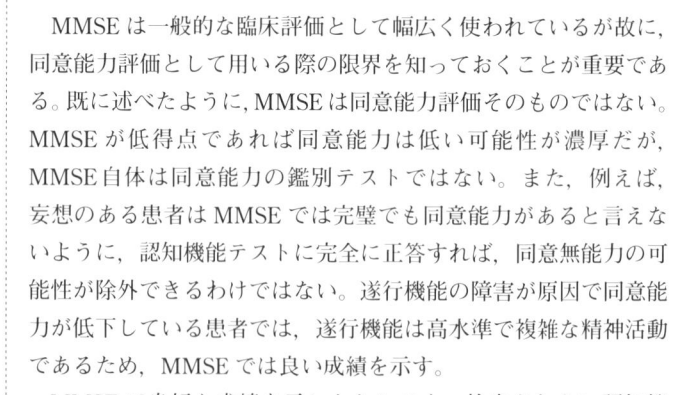

　MMSEは一般的な臨床評価として幅広く使われているが故に、同意能力評価として用いる際の限界を知っておくことが重要である。既に述べたように、MMSEは同意能力評価そのものではない。MMSEが低得点であれば同意能力は低い可能性が濃厚だが、MMSE自体は同意能力の鑑別テストではない。また、例えば、妄想のある患者はMMSEでは完璧でも同意能力があると言えないように、認知機能テストに完全に正答すれば、同意無能力の可能性が除外できるわけではない。遂行機能の障害が原因で同意能力が低下している患者では、遂行機能は高水準で複雑な精神活動であるため、MMSEでは良い成績を示す。

　MMSEで良好な成績を示したとしても、検出されない認知機能の問題があるように評価者が感じた場合は、使い慣れた他のベッドサイド検査を行うことを勧める。その際、記憶などの特定の認知機能を評価する前に、情報を複雑な単位に組み立てる、連続課題を行うといった遂行機能などの高次機能をターゲットにすべきである。例えば、時計描画テストは、視空間認知と遂行機能を含む認知機能を複合的に評価することができ有用である。患者は、時計を表す円とすべての数字、時間を示す針（例えば10時20分）を描くよう求められる。成績は年齢と教育の影響を受け、軽微な

BEWARE

▶能力評価において重要ではあるが、MMSEや他の認知機能検査は能力検査そのものではない。能力（コンピテンシー）の有無を判定するにはより能力に特異的な情報が必要である。

認知症には概して感受性が低い（von Guntenら，2008）。しかし，全体的な誤り（12個の数字のいくつかが欠けている，2本の針がない）は認知機能低下を明らかに示唆し，加えて，視覚的な記録（カルテに保存すべきである）が残ることから，治療チームや他のスタッフに患者の認知機能低下の程度を示すのに極めて有益である。

　The Executive Interview（EXIT25）は遂行機能のテストであり，MMSEを補完するのに有用である（Royall & Mahurin, 1994）。日常的に使うには長いテストだが（項目の多くは既に精神科医が一般臨床で使っている），臨床的な目的に合わせて項目を抜粋し，適切に使いこなすことができる。

　文章課題は，ある種の患者に適切であろう。例えば，「6冊の本があります。あなたは，2つの棚にこれらの本を，一方が他の2倍の冊数になるように分けて置いてください。どのように本を分けますか？」（Dr. Ned Cassem；原著者の恩師による）のような課題である。たいていは誤答しないが，答に対する洞察がなかったり，信じがたいような誤答だったりすれば，それは有益な情報である。また，Frank Jones story「私にはFrank Jonesという友人がいて，彼は足がとても大きいので，ズボンを頭の上から履かなければならない。どう思う？」も簡易な課題として有用である。認知機能スクリーニング検査の選択肢の一つとして，これらの簡易テストの活用を提案したい。

精神症状の評価

　意思決定に影響を及ぼす精神疾患症状の評価を行う際，臨床家は精神症状の一般的な評価項目，例えば，幻覚，妄想観念，思考過程のまとまりの程度などを診るべきである。適正な評価により，てんかん，うつ病，不安障害などの主要な精神疾患をスクリーニングすべきである。抑うつ患者については，自殺念慮も評価する必要がある。

Ⅱ. 医療同意に関する能力の評価

　次に，評価者は，患者の医療同意能力に関する能力の，より直接的な検査から行う。この能力については既に第2章で述べており，この章でも順を追って述べるが，臨床では，評価者はすべて

の症例についてこの順番に沿う必要は必ずしもない。実際，この章では意思決定能力評価の前に臨床的症状評価について解説しているが，実際の場面では臨機応変に実施すべきである。

● 理解

　この評価のポイントは，医学的意思決定状況について，以下に示す全項目を患者に尋ねるような調査を行うことである。

・医学的な状態
・提案された介入，診断名（てんかんなど），治療（ペースメーカー留置など）
・理論的根拠（典型的には，介入により期待されるベネフィットともっとも重大なリスク，それらの可能性）
・介入の選択肢（介入をしないという選択肢も含む），それぞれのベネフィットとリスク，それらの可能性

　評価者は，まず，これらの項目を患者に提示する（多くは，改めての提示である）。評価者は上述の内容を患者に正確に説明するために，その患者特有の状況についてのこれらの項目を十分理解しておかなければならない。患者がどのような説明を受けているかが不明確なときもあるし，たとえ治療チームが説明していたとしても，患者に理解しやすい用語で説明していない可能性があり，このことは非常に重要である。

理解と認識

　理解能力基準は，一般的に使われる「理解」より限定的な意味を含むことを思い起こしてほしい。もちろん，患者は質問に対して，事実を自分の状況に正確に当てはめて返答するかもしれない（認識能力を示す）。しかし，同意能力の評価者は，各々の概念を明確に区分しておく必要がある。理解能力低下による認識能力欠如の場合は，患者教育を行うことで認識を促すことが可能である。しかし，理解能力はあるのに認識能力が欠如している場合は，別の角度からの働きかけが必要である。

　「医師はあなたに何と言いましたか？」といった事実の理解に関する質問で始めることは，認識能力と理解能力を選別する良い方法である。例えば，「あなたは，なぜこの病院にいるのですか？」という質問の後に，「医師は，どこが悪いかについて，何か言っていましたか？」と質問する。このような聞き方は，妄想のある

患者や医師の話に同意していない患者が，医師から話された事実を明確に述べるのを促す．

　理解能力の検査において，患者に対し「あなたに必要な処置は何であると医師が話したか，あなた自身の言葉で言ってください」などと問いかけ，情報をどのように理解したか，その手順を説明する機会を与えることは，意義が大きい．

特異的な状況での理解の評価

　特別な注意を要する特異的な状況もある．例えば，「わずかによい」（明確な選択というより，他より良い）という選択をするようなリスク―ベネフィット場面であり，その際，重要なのは患者が各選択肢の本質的な相違点を理解しているかを確かめることである．例えば，侵襲性が高く死亡リスクもある選択肢Aは，侵襲性は低いが効果が薄い選択肢Bより，明らかにベネフィットがある場合である．このような状況では，評価者は，患者が２つの選択肢についてリスクとベネフィットの双方を関連付けて理解しているかを評価すべきである．

理解と記憶

　記憶と理解の関係が問題になる場合がある．理解は記憶の上に成り立つ，しかし，能力ありとみなすには，どのくらいの時間，情報を保持できればよいのかは未解決である．選択し，それを伝えるためには一定の時間が必要であり，情報把持のために少なくとも時間が必要なのは明らかだろう．しかし，明確に認められた基準はない．情報把持に必要な時間はそう長くないとも言われる．例えば，同意能力に関する最新の法律では（the Mental Capacity Act 2005 of England and Wales that took effect in 2007），「意思決定に関する情報を短時間把持することができるなら，意思決定能力なしとはみなせない」，と述べられている．最低でも，患者が安定した状況の中で情報を把持して自分で選択するには十分な時間が必要であろう．

理解を促す

　最後に，評価者は，患者の理解を促すために必要な技術を使うことを覚えていてほしい．具体的には，患者の教育歴に配慮した言語レベルに合わせる，わかりやすく言い換える（Tymchukら，1986），説明内容を，長く，広範囲にならないよう理解可能な量

に分割する（Dellasegaら，1996；Grisso & Appelbaum, 1995），誤りを修正しながら鍵となる情報を繰り返し伝えたり，補助的な情報を提供して総合的に教育する（Dunnら，2001；Wirshingら，1998）ことである。

● 認識

認識能力の基準は，理解能力評価で尋ねた質問のあとに自然な流れとして評価できる。例えば，「医師はあなたの状態について何と言っていましたか？」という質問の後に，「なるほど。医師の言ったことについて，あなたはどう思いますか？ あなたは自分の状況を理解していますか？」と続けるのは自然である。あるいは，「あなたの今の状態を治療するには，どの選択肢がいいと言っていましたか？」「それに同意しますか？」のようにも言える。理解能力の評価は概して「医師は何と言っていたか？」に焦点をあてるが，認識能力の評価では，患者が自分自身の状態や今後の治療についてどのように考えているのかに焦点をあてて質問する。例えば，患者は，ECT（電気けいれん療法）が抑うつを軽減すると医師が言ったと述べることができるかもしれないが，患者はそれに利益があると思わないかもしれない。

いずれにしても，同意能力面接の中で，認識能力の評価は概念的にもっとも複雑な要素を持つ。図5.1は，評価者が認識能力の基準を満たすために必要な要素をもれなくチェックするのに役立つと思われるチャートである。

認識能力は理解能力が保たれていることが必要

治療へのインフォームド・コンセントの鍵となる要素を理解できない患者は，それらの事実が自分にどう適用されるのか正しく説明できないだろう。このように認識能力の評価は理解能力の評価の上に立脚しており，例えば，言語性の記憶検査を失語症患者や注意障害患者に実施しないのと同じである。もちろん，治療同意能力判定の観点からはこれらは重要でないかもしれない。なぜなら，同意能力に理解能力の基準が必要であることはよく知られていることであり，理解困難なら，他の能力とは無関係に同意無能力と考えるに十分である。しかし，これまでみてきたように患者の置かれた状況は多様であり，理解能力は改善するという多くのエビデンスがある。このように，明らかな認識能力の欠如を理解能力の欠如と区別することは，評価者が患者の理解力を最大限

図 5.1　認識能力の基準に関する評価の流れ

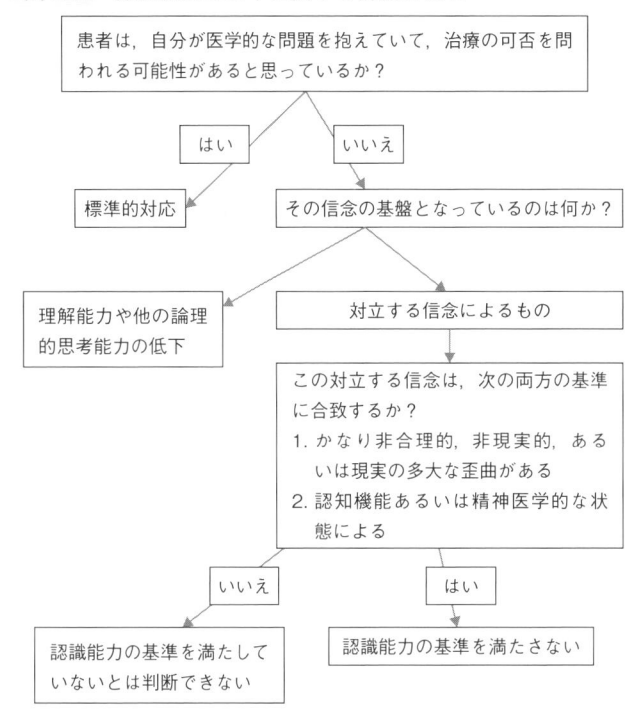

```
患者は，自分が医学的な問題を抱えていて，治療の可否を問
われる可能性があると思っているか？
    │
  ┌─はい─┐   ┌─いいえ─┐
  ↓         ↓
標準的対応   その信念の基盤となっているのは何か？
              │
      ┌───────┴───────┐
      ↓               ↓
理解能力や他の論理   対立する信念によるもの
的思考能力の低下        │
                       ↓
              この対立する信念は，次の両方の基準
              に合致するか？
              1. かなり非合理的，非現実的，ある
                 いは現実の多大な歪曲がある
              2. 認知機能あるいは精神医学的な状
                 態による
                 │
          ┌──いいえ──┐   ┌──はい──┐
          ↓                   ↓
認識能力の基準を満たして   認識能力の基準を満たさない
いないとは判断できない
```

に引き出すための適切なすべてのステップを確実に踏むという点で重要である。

　患者の理解能力が明らかに保たれている場合，認識能力の注意深い評価がいつ必要になるかは明らかである。なぜなら，非専門家の人々はたいてい，インフォームド・コンセントに関する主要な説明要素（患者の状態，提供されている介入とリスク・ベネフィットなど）について述べる際に自分がどう考えているかを含めて説明するからである。例えば，「医者はあなたが今後どうなると言っていますか？」と尋ねた時，理解能力が保たれている患者は，医師が言ったことだけではなく自分の考えについても表現するはずである。

認識能力の欠如の根拠

　図 5.1 からわかるように，認識能力の評価には，患者が正確な考えを持つかどうかを判断する以上のものが含まれる。評価者は，

患者の考えに対する自分の個人的判断や否定を同意無能力の根拠として用いてはならない。患者は，問題となっている医学的状態や治療の必要性の有無を否定するかもしれない。これ自体は患者の認識能力の欠如の根拠とはならない。評価者は，この否定がそれと矛盾する非合理的な思い込みの中で生じるある種の病理によるものかどうかを確認しなければならない。評価者は，患者の考えと認知機能や精神医学的症状の関連性を，本質的に判定しなければならない。これは重要なポイントである。なぜなら，能力評価のプロセスを表面的に理解しただけでは，評価者の仕事が患者の世界観や価値観の調停役のように感じさせる可能性があるからである。必要とされる認識能力がいかに障害されているかを見出すことがむしろ重要である。

このように，認識能力の評価に重要なのは，認知機能や精神医学的症状が，患者の返答や認識能力の探索にどのように関連しているかを考えることである。臨床的評価と同意能力評価は分けられない。認識能力のもっとも良い評価方法を考える際，基準からの典型的な逸脱を検討するのは有益である。明らかな理解能力欠如に伴う認識能力の欠如という非常によくみられる状態は別にして（既に検討すみ），評価者は次のタイプを考慮すべきであろう。

第一に，患者は複数の精神疾患による妄想（統合失調症，統合感情失調障害，てんかん，大うつ病，妄想性障害など），他の医学的症状（主としてせん妄や，複数原因疾患による認知症）の影響の下にあるかもしれない。このような患者は，医師が言ったことを明瞭に説明できるかもしれないが，妄想の中でその医学的意見を受け入れることができないと主張する可能性がある（医師は本物ではなく，実際は政府からの回し者であるなど）。残念なことに，妄想の中にいる患者は自分の考えを隠すかもしれないし，唯一の表面的な表明は，不可解な拒否か不承認かもしれない。隠れた妄想があると，評価者は極めて難しい状況に置かれる。

第二に，明らかな妄想はないものの，物の見方の狭さが際立つ，つまり発症前の価値観や信念が極度に歪曲している患者がいる。例えば，「もはや，死を受け入れるしか選択肢がない」という不可解な信念あるいは強固な悲観主義のために，治療を拒否する重度の抑うつの患者である。患者が治療困難な医学的症状を併せ持つ場合，評価は極めて難しい。なぜなら，明らかな「死の受容」は了解可能な適応なのか，あるいは重度の抑うつに関連した虚無主義なのか明らかにできないからである（Wenger & Halpern,

1994)。

　第三に，自己の状態への洞察の欠如，つまり，患者自身の疾患の直接的な結果として，問題となっている疾患や症状への罹患を現実視できない患者がいる。この洞察の欠如は，認知症，せん妄，精神疾患，頭部外傷，脳卒中，躁病などの症状の一部と言える。症候群や状態像の部分的症状であるこれらの一群については，信念の欠如は疾患の証明であり，状態像を構成する多くの症状の一つであると考えるとよい。

　概して，評価者は，自己の状態像や，治療の是非の因果関係の受容を妨げている患者の信念の根拠を，注意深く穏やかな態度で探索する必要がある。より困難な例については，第6章で詳細に検討する。

● 選択

　この時点までに，理解能力や認識能力の評価を通して，患者は既に治療の選択を表明しているかもしれない。実際，明らかに「根拠のない」と思われる選択（少なくとも治療チームにとっては）を患者がしたことが，能力評価に関してコンサルトされることになったきっかけであることがしばしばあり，評価者は既に患者の選択に気づいていることがある。しかし，これは患者の選択を確認する良い機会であり，「さて，私たちはあなたの病状と治療の可能性について話してきました。あなたは，どうしたいですか？」等と尋ねる。評価者はこの質問で，患者が理由を述べる能力，つまり既に述べた選択の根拠を自然に探索できる。

● 論理的思考

　患者の論理的思考能力に関するもっとも良いデータ収集方法について考える際には，法的判断は論理的思考能力の基準だけに依拠することはないことを頭に置いておくべきである（Bergら，1996）。これには十分な理由がある。論理的思考能力が低下した患者は，たいてい他の領域の障害を合併している。ゆえに，論理的思考能力の評価は，全体的な同意能力の評価と若干異なる機能を持つ。それは，他の領域の障害をみつけることに役立ち，特に状況の事実を自己に当てはめて考える能力，つまり認識能力の基準を見つけることにもっとも役立つ。2つの領域の障害はしばしばともに進行する。理解能力や認識能力の潜伏的な低下は，明らかな論理的思考能力の欠如として現れる。論理的思考能力の評価

は，たいてい探索手段としての役割を果たす．

　評価者は，患者の論理的思考能力を2つの方法で評価すべきである．第一は，他の能力の評価に統合する方法である．理解能力と認識能力を評価する質問に対する患者の答を注意深く検討すれば，自然と患者の情報分析方法を探ることができるだろう．注意深く綿密な面接者は，患者の理解能力と認識能力の探索の過程で，論理的思考能力の鍵となるいくつかの側面を評価することになる．例えば，患者に明らかに矛盾した2つの信念がある場合，評価者は，当然，どのようにして2つの信念を持つに至ったかを理解するために探索を試みるだろう．「あなたは治療Xを望まないと言いました，それは命を守ることのできる唯一の治療方法です．でもあなたは死にたくないとも言いました．なぜあなたは治療Xを拒むのか教えてください」などと問いかけてみるとよい．ここでは，「Aと非Aは共存できない」という単純な論理を理解できないということが患者の根本的な問題であるのではなく，評価者とは共有できない，非論理的な信念を「論理的」にするような隠された前提が存在するように思える．ゆえに，評価者は，論理的思考能力を評価する過程で，自己の適切な状況理解を阻んでいる患者の信念についても評価しているのである．

　患者が鍵となる複数の選択肢の重みづけやバランスをとることができないようにみえる場合は，論理的思考能力の低下というより，むしろ情緒的要因（極度の恐れなど）が避けがたく情報処理過程に影響を及ぼしている可能性がある．患者の選択の背景となる論理的思考を探ることは，理解能力や認識能力の探索でもある．

　第二に，評価者は，患者がどのようにして結論（選択）に到達したかについての直接的な質問をすることで，これらの探索を補うことができる．評価者は，患者が表明した答の理由と，同様に患者が拒否した他の選択肢の理由を探す．評価者は「なぜ，その処置を選んだのですか？」「なぜ，他の代替方法は選ばなかったのですか？」「あなたの意見では，なぜその選択が他よりいいのですか？」「これらの異なる選択肢は，あなたの生活にどのように影響するか，私に話してくださいますか？」「あなたの気持としては，Xを選んだもっとも大きな理由は何ですか？」と質問する．これらの質問に対する患者の答について，答の許容閾値を高くしすぎないことが重要である．包括的で詳細な根拠や，選択に至る理由の道筋を明らかにすることが目的なのではなく，むしろ，プロセスの明らかな欠如を見つけることが目的である．既に述べ

たように，一般的に，論理的思考能力の低下は，それそのものの低下というより，理解能力や認識能力における別の隠された問題である場合が多い．後者の場合，通常，無視できない他の領域の障害を伴う脳機能障害の明らかな徴候である．

III. 臨床使用のために構造化された評価方法の長所と限界

われわれは第3章の同意能力に関する文献レビューで，多彩な研究領域で同意能力評価に使われてきた面接方法を多数リストアップした（**表3.1**）．これらの方法はどのように役立つのだろうか？ 同意能力の評価を通して，ずっと一つの方法を使うべきなのだろうか？ 一般的な疑問のようであるが，多くの核心的な問題を提起している．この項では，まず臨床で同意能力評価方法を使う時に生じる問題について取り上げる．次いで，文献でもっとも広く引用されている2つの方法について詳細に比較する．

限界

構造化された同意能力を評価する方法の使用は簡単なように思えるが，いくつか前提となる問題がある．第一に，臨床で用いられる同意能力評価のほとんどは標準化されていない．評価者は多様な疾病の患者を評価し，異なるリスクとベネフィットの治療方針の決定に向き合うことになる．認知機能のスクリーニング（同じ項目があらゆる患者に施行されている）は標準化されているが，限定された状況（同じ疾患，同じ治療方針の決定）でのみ，同意能力評価方法として基準に合わせて使うことができる．研究目的では，仮説シナリオも使うことができるが，近年は意思決定それぞれについて能力評価を行うことが重視されており，それにより出された標準値を臨床場面に適用できるかは疑わしい．つまり，外科の患者に認知症患者用のシナリオを使って検査すると，患者の意思決定能力についての情報は得られるだろうが，彼の状態に直接適用した意思決定能力を評価する方法ではない．患者の特定の意思決定状況に応じて評価方法を適用する必要がある．

第二に，同意能力検査は評価過程に有益な情報をもたらすものの，構造化された評価から得られた結果だけに基づいて意思決定能力を判定するのは困難である．検査は，せいぜい，障害の程度

と種類を測定するにすぎない。能力の有無を判定するためには、臨床的判断を追加する必要がある。見過ごされがちなこの問題については、第6章で詳細に述べる。

　第三に、検査は使いやすいものでなくてはならない。例えば、MacArthur検査は研究目的に特化して作られており、量が多く手続きが複雑なため臨床向きではない。

　第四に、検査は、治療同意能力について確実に概念化され、かつ、法的基準を満たしたものでなければならない。検査は、関連する法的基準を十分かつ明確に包含する必要がある。つまり、どの法的関連能力が測定され、得られた結果は何であったかを検査者が記録できる必要がある。この観点から見ると、いくつかの検査は、理解力のみの測定か、あるいは4つの能力すべてを測定していない―これが、おそらく既存の検査のもっとも一般的な欠陥である（Dunnら，2006）。

　極端な例はHopkins Competency Assessment Testであり、「同意能力評価テスト」と呼ばれているものの、この検査の本質は患者の医療決定能力測定というより、インフォームド・コンセントの概念についての知識を測定している（Kimら，2002b；Moye，2003）。

　以上より、臨床場面での同意能力検査は、治療同意能力面接のための補助具として位置づけるのがよいだろう。

長所

　確立された検査、つまり妥当な法的基準により概念化され施行される検査には明らかな長所がある。それを用いることで、評価者は自然と概念的に目的に合い、妥当性が検証された質問や探索方法を包括的に用い、面接の内容を体系的かつ領域特異的に記述できるようになる。もしその検査が多様な調査研究に既に使われていて、データが収集されているのであれば、その検査を使う理由になるだろう。

　ある特定場面、つまり、研究同意場面のような構造化面接の役割を持つ評価を行う時、検査は特に重要かつ有益な役割を持つ。これについては第8章で詳細に述べる。

● 能力検査：2つの例

　2つの検査、Capacity to Consent to Treatment Instrument（CCTI；Marsonら，1995b）とMacArthur Competence Assessment

Tool-for Treatment（MacCAT-T；Crisso & Appelbaum, 1998）は，細部に若干の問題がある．CCTIとMacCAT-Tを用いた研究論文は，すべての能力検査の中で間違いなくもっとも多い．評価者はこれらの検査について，これまで発表されてきた論文の解釈や，臨床での適用可能性の双方についてより詳細な知識を得ておくことは有益だろう．加えて，興味深いことに，構成，検査の実施，また同意能力の解釈において，これらの検査には，微妙だが重要な違いがある．

Capacity to Consent to Treatment Instrument（CCTI）

　CCTIは，元々，研究目的に使われてきた．1990年代中頃にMarsonらにより原版が開発され，その後，小修正が加えられている（Marsonら，1995b；Marsonら，2005）．この検査が多様な状況の患者に使われなかったことについてはっきりした理由はないが，この検査の使用は当初，認知機能低下患者（ほとんどはAD）を対象としており，検査が理解能力の評価に偏重しているのは，恐らく，この原版の影響であろう（Marsonら，1995b）．ADの他には，軽微な認知機能低下（Okonkwoら，2007），認知機能低下を伴うパーキンソン病（Dymekら，2007），頭部外傷（Marsonら，2005）が対象となっている．

　タイトルが示すように，CCTIは治療同意能力に焦点をあてている．他の同意能力検査同様，あまねく適用できるカットオフ値はない．2つの仮定の医学的問題（心臓血管疾患と脳腫瘍）を想定し，インフォームド・コンセントに必要な開示の要素を含む状況で被検者を検査することにより，同意関連能力を評価する．各場面は，5から6の段階で記述されている．既刊の文献によると，同意に関する質問の前に，心臓血管疾患あるいは脳腫瘍についての病状が被検者にそのままの形で説明される．これに続く5つの質問によって意思決定能力が評価される．これらはCCTIにおける微妙だが重要な特徴である5つの法的領域を調べる質問である．

　「選択の証拠」は1項目で，患者がどの選択肢を選んだかの質問により評価される．「論理的な選択能力」は1項目で，選択の内容に合理的理由があるかどうかを評価する．第2章で述べたように，この項目は同意能力評価には用いられなくなっており，筆者らも研究目的のみのものであると記載している．「認識する能力」は，「治療選択の情動的・認知的帰結」と記述されている．これは，

以下の理由により，「認識」という表現について多少混乱をもたらす。混乱の第一は，ラベル付けである。筆者らは，この基準の出典としてRothら（1977）の文献を引用している。しかし，その文献では「認識能力の基準」という用語は使われていない。むしろ，典型例として妄想のある患者を引き合いにして「合理的な論理基準」について論じている（つまり，Rothらの「合理的な論理」は「認識能力の基準」の前提の位置づけである）。残念ながら，CCTIでは，「論理基準」を述べるために「合理的な論理」という同じ用語が使われている。CCTIの認識能力の基準を実施する検査者が混乱する第二の原因は，より本質的である。われわれが本書で既に議論してきた「認識能力の基準」との概念的な違いである。CCTIの「認識能力の基準」は，患者が自分の状況に適応している事実を示している「洞察」より，むしろ「帰結」に焦点があてられている傾向がある。この概念上の問題は，CCTIが仮定の場面で，患者が罹っていない診断名を使っているという事実に明確に表れている。本書で取り扱う4つの能力のうち，「認識能力の基準」の鍵となる概念は，患者が疾患を罹っている事実への洞察が質問の中に含まれていることである。したがって，健常対照群（疾患への洞察を質問に利用できない）に能力検査を行う際，他の研究者たちは認識能力を評価していない（Grissoら，1997；Palmerら，2004）。これらの理由により，CCTIを使う際，検査者は，本書で述べる「認識能力の基準」と概念的に似て非なる能力を測っていることに留意すべきである。

　「論理的な選択能力」は，本質的には，患者に選択理由を説明するよう尋ねるものである。先に言及したように，これはRothら（1977）の論文から引用したもので，原典の筆者らは「認識能力の基準」と同種としては用いていないが，Marsonらは「認識能力の基準」の補助的役割と記述していることから，混乱が生じている。CCTIで用いられる「合理的な論理基準」は，AppelbaumとGrisso（1998）が論じた「論理的思考能力」を測定する設定なので，Rothらが使う用語と混同すべきでない。「治療状況の理解と選択能力」は9つの質問があり，面接の中で特別長い。

　マニュアルは出版されていないが，検査の筆頭著者（Marsonら，1995b）より入手可能である。所要時間は20～25分とされる。著者らは，得点基準の信頼性は高い（認識・論理・理解能力の項目間の信頼性は0.83，単一項目では96％の一致率）と報告している。2つの場面における各能力の得点は合算され，総得点が患者の能

力として評価される。既に述べたように，カットオフ値はない。

　CCTIを使うにあたり，検査者には2つの選択肢がある。一つは，著者らが先行研究で使った2つの場面を用いる方法である。これの利点は，検査者が自分の結果と先行研究の得点を比較できることであり，新たな場面設定をする必要がない。しかし，評価は実際の決定についてのものではない。第2章で述べたように，治療同意は決定と状況に特化した概念として理解されている現況において，このようなCCTIの使用が同意能力評価ツールとみなせるかどうかは疑問である。

　一方で，検査者は，患者のリアルタイムな評価として，決定に特化した項目を質問し，患者の状況に適用した形でCCTIを能力評価に使えるようシナリオを作成することもできる。この方法の利点は，質問が研究と法倫理に基づいており（むろん「認識能力の基準」とは異なるのだが），関連する能力の領域の評価として内容妥当性が高いことである。しかしながら，状況横断的に使えるカットオフ値はない。検査者は，面接の結果を用いて二択判断することになる。これについては，Moye（2003）による秀逸で完全なレビューがある。

MacArthur Competence Assessment Tool–for Treatment（MacCAT-T）

　MacArthurテストは，治療および研究同意の双方の意思決定能力を評価する検査として，もっともよく知られている。この検査の著者らは，当初，1995年に発表したMacArthur Treatment Competence Studyの中で研究用として用いた（Appelbaum & Grisso, 1995；Grisso & Appelbaum, 1995；Grissoら, 1995）。理解能力の評価（治療暴露についての理解；UTD）と，認識能力の評価（疾患への認識；POD）と，理由づけ（選択の根拠を含む治療に対する合理的な論理的思考；TRAT）を分けて評価する。この長大な研究を基盤にして，著者らは，同意能力に関する4つの領域すべてを含む，より使いやすい短縮版，MacCAT-Tを開発した（Grissoら, 1997）。MacCAT-Tを用いた研究としては，認知症，医学的疾患（心疾患，糖尿病），統合失調症，うつ病の患者を対象としたものが含まれる。

　検査の開示説明項目は，患者の意思決定状況に特化しており，評価者が改変できる。CCTIと異なり，すべてまとめて教示するのではなく，被検者がもっとも理解しやすいように，部分的に教

示していく。つまり，疾患や提案された治療方法の理解の程度と，リスクとベネフィットの理解が別々に評価される。理解項目の採点方法には有用な特徴があり，実際に尋ねた質問数に合わせて項目総得点が調整されている（意思決定ごとに変化することを考慮している）ので，得点を先行研究と比較することができる。認識能力領域では，患者が疾患や治療方法の事実を自分の現状に適用できるかどうかを2項目で検査する。論理的思考領域は，連続的思考，比較思考，日常生活への影響，論理の一貫性を評価する。

　CCTIや文献上報告されている他の多くの検査と異なり，MacCAT-Tは，明らかに日々の臨床で使えるようにデザインされている。MacCAT-Tは，広範で厳密な論理および法的なレビューに裏づけられた，高い内容妥当性が認められている。さらに施行と採点についても高い信頼性が認められている（Grisso & Appelbaum, 1998；Grissoら, 1997）。施行マニュアルとトレーニングのためのビデオも入手可能である（http://www.prpress.com/books/mact-setfr.html）。個々の患者の治療同意状況に合わせることが可能なので，MacCAT-Tは意思決定能力に特化した評価の手引書となりうる。MacCAT-TはCCTIや他のすべての能力検査と同様，すべての疾患や治療状況で使用されることを意図しているため，能力判断面接により，判断のための絶対値が導かれるような検査ではない。判断は評価者により下されるべきである。

6 chapter

解　　釈

　能力を評価することの主な目的は，患者が治療に関する意思決定の権限を保持できているかどうかを正しく判定することにある。評価者が治療同意に関連する患者の意思決定の能力を評価するにあたっては，ここまでの章で概説したように，依然重大な問題が残っている。つまり，患者にどの程度の障害があるとインフォームド・コンセントが有効でないと判定できるのだろうか，という点である。表面的には，例えば先に論じた能力評価の一つを用いて得られた遂行能力の成績から，妥当な閾値が導き出されるという点については，単純に合意が得られたように思える。

　残念なことに，第1，2章で概説した同意能力の概念からは，関連する意思決定能力の評価から患者の能力の有無を決定することはより複雑であると示唆されている。これは能力の評価の枠組みは，常に能力がある，あるいは無能力であることを示すような，絶対的な水準に依拠しているわけではないからである。どちらかというと，能力に関する現代の概念においては，能力の有無の判断に次の疑問に反映されるような複数の局面があることが示唆されている。患者の①機能的に関連する意思決定能力により示される現在の機能レベルは，②現在の意思決定の状況において，③患者自身の身体的な治療に関する意思決定をするために最低限必要な能力を満たしているだろうか？

　本章ではこの判定における上記①から③までの要因について論じる。第一の要因は，治療同意のために関連する能力に関して患者が示す能力である。判断能力の研究から学んだいくつかの教訓から，多元的なデータを能力の有無というカテゴリー判定につなげる試みを説明する。

　第二の要因は重要な文脈上の考慮からなる。ここでもっとも重要な文脈は，同意の背景にあるリスクとベネフィットの側面である。ここでは，先駆的な研究者が提唱している，能力を判定するにあたってリスクとベネフィットの考慮を組み入れる方法について総括する。

第三の要因は，どのように能力の判定がなされるべきかということに関連した法制度にもみられるような，われわれが属する社会の価値感を反映した基準を用いて，患者の能力の要素とリスクとベネフィットの文脈の両方をまとめる評価者の行為である。

　このようなガイドラインがあるにもかかわらず，最終的な医療同意能力の判定については，非常に難しい判断が必要とされることが頻繁にある。本章では特に困難な例について議論する。このような困難な例についても，体系的な枠組みによって示される方法によって公平な判断を導き出すことが可能となる。本章最後では，判定の記録について簡単に述べる。

Ⅰ. 関連する能力

● 機能的に関連する能力

　4つの能力モデルについて，第2章では概念と法的な基礎知識，第5章では患者への面接への応用を述べた。例外はあるものの，アメリカの州法規，訴訟例および病院の方針は，理解，認識，論理的思考，表明という4つの基準の一部もしくはすべてを参照することが多い。法規もしくは方針に関連する多様な基準と，4つの能力モデルは意味するものがオーバーラップしていることが多いことを覚えておいていただきたい。このため，その地域の基準を4つの能力モデルのうち一つないしそれ以上の点から解釈されることが多い。能力評価者は自分の管轄地域に特定の必要条件や4つの能力モデルとの関連を理解しておく必要がある。なぜなら，認識の基準を明確に排除しているというような重要な反対の慣例がある地域があるからである (Grisso & Appelbaum, 1998)。

● 関連する能力は妥当性と信頼性のある測定が可能か？

　信頼性は，複数の面接者間，採点者間（同じ面接者から得られた情報に基づいたとして），もしくは複数回にわたって実施した時に得られた結果（再検査法）間で，再現されているかどうかという点と関係する。これらすべての点において，能力を測る検査には信頼性が示されている。さらにこれらの能力は妥当性をもって測ることができる。さまざまな種類の妥当性があるが，どれも検査，もしくは面接が目的とするものを測定しているかどうかを

問題にしている。実際に，この能力研究の分野においては，十分な妥当性と信頼性を伴う手法の開発においてかなりの進歩がみられる（Dunn et al., 2006；Kim et al., 2002b；Moye, 2003）。手引きに従い MacArthur 法のような検査を体系的に，そして注意深く実施すれば，面接者はこれらの能力を信頼性と妥当性をもって測ることができるであろう。

● 能力の測定値を二分した判断に転換すること

関連する能力を信頼性と妥当性をもって測ることができたとしても，その測定値をカテゴリー判断（能力の有無）に置き換えるためには測定以上の何かが必要となる。この点を例示するために以下の状況を考えてみよう。能力評価者がある面接法（例えば，MacCAT-T）を使用して，信頼性と妥当性をもって，患者の「理解」の能力を測定し，あるレベルを示すような得点に到達したと仮定する。（この例はこの点を示すために検査を使用したと仮定しているが，概念的な問題については，より非形式的で，臨床的なアプローチを使った場合も同様である。）特定の文脈上において，この得点が能力の閾値以上もしくは以下となるかがどのようにしてわかるのだろうか。そこで，調査研究の中で同様の問題に直面している研究者が行っているさまざまな手法について知ることは，有用であろう。

先験的な（アプリオリな）閾値

研究者の中には先験的な閾値を単純に設定している者がいる（Wirshing et al., 1998）。このような手法は研究者の直観的な知識を反映するものであるが，一方で，より広範で社会的な視点を反映するものとはならないかもしれない。能力を測定する検査を使用して臨床家が臨床的な文脈に転換することは，先験的に検査の一定の結果を能力のカットオフの閾値とみなすことを意味するが，この閾値に社会的な価値がどのように反映されているかは不明確である。

統計学的な根拠を持つ閾値

別の研究者は，統計学的にカットオフ得点を決めるという心理計測の手法を用いている。例えば健常者のグループの平均値よりも2標準偏差以下の得点の者はその質問に関して，標準よりも能力がないとみなす（Grisso et al., 1997；Marson et al., 1995b；

Schmand et al., 1999)。この手法の長所は，患者群の全体の中で，または関連する健常者のグループとの比較のいずれにおいても，患者の能力に関して相対的で優れた判断がなされるということである。短所は統計学的なカットオフ値に本質的に倫理上の意味がないということである。一つには，問題に対する意思決定のリスクーベネフィットを考慮しないために，障害ある患者の意思決定の権限を考える上で，自律と福祉のバランスにおける社会的価値が考慮されないからである。

専門家の判断による閾値

　もう一つの手法としては，能力評価の際に，十分な知識のある専門家により暫定的な参照標準として利用できるような判定をさせて，カットオフ値を定めることである（Etchells et al., 1999；Fazel et al., 1999；Kim et al., 2001；Kimet al., 2007）。この手法にはいくつか長所がある。第一に，専門家がリスクーベネフィットの視点を取り入れることで，心理計測だけでは欠けてしまう重要な倫理的側面を組み入れることができる。第二に，実際に社会では，能力の判定には専門家の判断を頼りにしており，この手法がとりあえず支持されている。第三に，この手法は，能力に関する面接とは独立して妥当性を示すことができる。最後に，研究参加の同意を行う場合のような，あらかじめ決まった状況では，今後類似した状況における評価の際に使用可能なカットオフ値を，この手法を用いたスクリーニング検査の結果から設定できるかもしれない（第8章を参照のこと）。しかし一方で，妥当性を伴う専門家の判定にも短所がある。この研究に参加した専門家が，どのような判定を期待されているかという明らかな疑問も含まれる。実際のところ，これまで述べたとおり，臨床家の判断がばらつくことに関してはさまざまな結果が報告されている。だが第3章で論じたように，（例えば，一人ではなく複数の専門家の見解から得られた判定基準を使用しているような）十分に計画された研究の多くは信頼性があると証明されている。臨床家が治療場面において意思決定能力を調べるため検査を用いようとした時に参考となるような研究，すなわち経験を積んだ臨床家によってカットオフ値を検討した検査が用いられている研究は比較的少ない。この点を解決するために，今後の研究が待たれるところである。

　重要な点は，法的能力に関係する個人の能力を正確に評価するのは難しくないかもしれないが（実際に，信頼性と妥当性をもっ

て実施可能であるという証拠がある），発表されている研究の状況とは異なる状況の患者に直面している臨床家にとっては，そのような測定値から法的な能力の有無というカテゴリカルな判定へと転換する作業は容易ではないということである。結論としては，アルゴリズムはないが，いくつかの重要で考慮すべき事柄があることを心に留めておくことである。

BEWARE
▶関連する能力が信頼性をもって測定されていたとしても，能力のカテゴリー的な判断を下すことは簡単な課題ではない。

Ⅱ. 状況：治療の選択における リスクと予期されるベネフィット

同意能力は，患者の能力と判断の状況で生じる要因が関連した概念である（Buchanan & Brock, 1989）。状況で生じる要因のうち，2つの問題がもっとも頻繁に言及される。それは，意思決定の場面とリスク－ベネフィットの文脈の複雑さである。

● 遂行能力に依存する状況

Grisso（2003）が解説しているように，法的能力についての判断は，患者の能力の程度をある状況下で「要求される遂行能力の程度」と比較衡量することが常に求められる。例えば，法的な場面で，ある水準の機能的能力を有する被告人は，複雑で長期間にわたる裁判を受けるには不十分かもしれないが，単純で短期間の裁判なら受ける能力があるかもしれない（Grisso, 2003）。

ほかの研究者も，意思決定の複雑さを考慮に入れる必要性について言及している。例えば，ある治療が必要であるとする論理的根拠が複雑であったり，あるいは治療それ自体に難しい概念を含んでいるかもしれない（Buchanan & Brock, 1989, p. 55）。

意思決定をする状況の複雑さについてどのように考慮に入れるべきであろうか？　それは法的能力の基準を変更することで対応するわけではない。すなわち，判断する課題の要求水準が高いために，対象となる者が能力があると判断できるだけの高い能力を示すよう，閾値を高く設定するべきであるという考えに基づいたものではない。これは遂行能力の要求原則が単純に，「精神が不健康である」といった包括的なラベルに基づいたり，あるいは個人がある課題ができないから他の課題や意思決定に対しても能力に欠けているとみなしたりするような単純なものではなく，問題となっている課題や意思決定に対する能力を判定すべきであると

いう考え方を拡張したものだからである。事実，実際の課題に焦点を合わせて能力を評価することで（すなわち，実際の意思決定に合わせた患者の理解，認識，論理的思考，選択の表明），「遂行する能力を必要とする」問題は全体的な評価の中に要因の一つとして含められている（Grisso & Appelbaum, 1998, p.136）。必要とされる遂行能力に応じて閾値を「変動させる」必要はない。なぜなら，もし能力の評価が正確に行われていたならば（すなわち，個々の能力評価が対象となる課題を正確に概念化しているならば），それはすでに全体的な評価の中の要因として組み込まれているからである。これは，もう一つの要因である治療の選択肢のリスクとベネフィットの側面を取り入れる際にすべきこととは異なる。

● リスクとベネフィットの状況：そのバランスについて

もし患者が治療したいと表明したならば，その選択の特定のリスクと可能性があるベネフィットを評価し，それは能力の閾値を設定する際に考慮しなくてはならない。これは，患者が反対ないしは異なる選択をする能力がなくても，意思決定をする能力があると思われるかもしれないことを意味する。表面的にはパターナリズムのように思われるかもしれない。また，リスクが高いときはあまりにも高いハードルで，リスクが低いときはあまりにも低い基準を提供するような，リスクに依存したこの種の基準を批判する哲学者もいる（Wieclair, 1991）。「もしあなたが医者と同じ意見であれば能力があるとみなされるが，意見が合わないのであれば無能力である」というようなパターナリズムにわれわれが戻っているように思われるかもしれない。しかしながら，第2章で論じたように，そのようなことはない。

保護（リスクとベネフィットの可能性）についての考慮が全体的な解釈の枠に含まれている限りは，患者がある選択をする能力を持つ可能性がある一方で，それとは反対の選択を選ぶ能力がない可能性も存在する。このパラドックスがいつも明確に言及されるわけではないが，能力評価には保護について考慮しなければならないということは，法学と倫理学において広範な同意を得ている（アメリカ国家生命倫理諮問委員会 National Bioethics Advisory Commission, 1998；President's Commission, 1982）。

上記のように能力評価に取り入れなければならないものの，提

案された治療の予期されるベネフィットと，対するリスクおよび負担を比較衡量するための確立した方法はない。研究者たちは，それぞれ異なる枠組みで，可能性のある意思決定状況におけるリスク-ベネフィットを整理し，評価している（Buchanan & Brock, 1989, p.53；Grisso et al., 1998；pp.138-139）。ここでは2つの方法について論じる。

BuchananとBrock（1989）は代表的な著書"Deciding for Others"のなかで，3名の患者の異なる状況を例に，どの程度の能力が必要かについて論じている。

・髄膜炎が疑われるために腰椎穿刺に同意する患者A
・乳癌のために乳腺腫瘍摘出を選択する患者B
・単純な虫垂切除のための外科手術を拒否する患者C

BuchananとBrock（1989）の方法では，患者の選択した治療とその他の選択肢のリスクとベネフィットのバランスについて比較することが強調されている。すなわち，彼らの方法は治療選択の**相対的な**ベネフィットとリスクに焦点を合わせている。最初のケース（検査に同意する髄膜炎が疑われる患者A）では，意思決定能力の閾値の"低／最小レベル"を用いることが，他の治療選択と比較してリスク-ベネフィットのネットバランスが"かなりよい"ということから正当化されている。一方で，潜在的に救命手術を拒否する患者は，他の治療選択と比較するとリスク-ベネフィットのネットバランスがかなり悪い治療の選択をしており，法的能力は"高／最大レベル"を必要とする。次のケース（患者B）では，法的能力は"中／中間レベル"必要であるといわれている。それは患者の選択が"他の選択とほぼ同程度の"リスク-ベネフィットのネットバランスを持つと考えられるからである。当然のことながら，最後のケース（患者C）は，リスク-ベネフィット問題の「相対的な」ネットバランスをリスク-ベネフィットの絶対的なレベルと混乱させることになる。なぜ法的能力の"中／中間レベル"がこの症例で必要とされるかという理由は，単に患者の選択が他の選択と比較してリスク-ベネフィットが同等だからではなく，がん，外科的手術，生存の問題を含むような，医学的な状態がどちらかというと重篤であるためである。もしある医療行為の選択肢におけるリスクとベネフィットのネットバランスがさまざまな選択肢において同等で，リスクも低い場合は，法的能力の閾値はかなり低くなるだろう。

GrissoとAppelbaum(1998)の方法はBuchananとBrock(1989)の方法に基づいているが,彼らはリスクとベネフィットの相対的でない面を強く強調している(一方で,BuchananとBrock(1989)に大部分の要素では同意している)。彼らは保護と自律のバランスをとるという意味で"法的な判断能力の天秤(competence balance scale)"の比喩を使う。この天秤をイメージするとき,支点をどこに置くべきかという問いが提起される。われわれの社会が自律に重きを置いていることを考慮すると,どのような理由が天秤に加えられようともバランスは自律に傾くように支点が置かれるべきであると彼らは信じている(p.131)。

支点のアナロジーを使えば,相対的なリスク-ベネフィットと絶対的なリスク-ベネフィットに関して合わせて考慮することが可能となる。このように,GrissoとAppelbaum(1998)はリスク-ベネフィットのバランスの4カテゴリーの案を具体例として用いている。すなわち,高いベネフィットの可能性-低いリスク,中程度のベネフィットの可能性-中程度のリスク,高いベネフィットの可能性-高いリスク,低いベネフィットの可能性-低いリスクである。これらが患者によって選ばれる治療選択の「絶対的な」(他の選択と関連していない)リスクとベネフィットであることに注意すべきである。それから,彼らは,支点を動かすことによって,リスク-ベネフィットの相対的なバランスの問題を調整しようとする。例えば,もし患者が,選択可能な他の選択肢よりも,リスクとベネフィットに関して比較的有利でない選択をするのであれば,支点は保護的な考慮(p.140)により重きを与えるために動かされる。

要約すると,リスクとベネフィットを考慮する際,評価者はそれぞれの可能性と影響を考慮しつつ以下の疑問に答えなければならない。

・合理的に予想されるリスクと負担は,高いか,低いか(または,高いか,中程度か,低いか)?
・合理的に予想されるベネフィットは,高いか,低いか(または,高いか,中程度か,低いか)?
・最終的に,患者の選択のリスク-ベネフィットは,他の選択肢(治療は行わないという選択肢も含む)のリスク-ベネフィットとどのように比較されうるか?

もし"法的な判断能力の天秤(competence balance scale)"が

評価者にとって直観的な意味を持つようなら，評価者はどこに支点を置くべきかについて熟考するきっかけとなるかもしれない。明らかに，これは幅広い概念を導いている。医療関係者と能力の評価者がリスク-ベネフィットの評価において一致していることを示す研究はない。しかし，体系的にこれらの質問をし，これらのリスク-ベネフィットの評価を明示的に行い，必要な場合にはリスク-ベネフィットを患者自身がどの程度理解しているかをはっきりさせるために治療チームと連絡をとることで，能力評価者は医療の観点から妥当なリスク-ベネフィット評価に到達できるであろう。

Ⅲ. カテゴリー判定

　能力の評価者が，患者の機能的な意思決定能力について評価し，リスク-ベネフィットについて医療的に妥当な評価に達した後，最終的なカテゴリー判定を行うにはどのようなガイドラインを使用することができるだろうか？　残念ながら，これらの一般的な枠組みを越えて，判定の要素を除いた特別なケースに適用できる特別の重みづけあるいはアルゴリズムはない。**判定に社会的価値を反映しなければならない**ということは多くの者が納得するところであろう。これがもっとも具体的に適用される場面は，法的に任命された裁判官が，その人に能力があるかどうかを判定する時である。このように能力の評価者は，法廷が決定する判定と近い判定をすることが奨励されている（Grisso & Appeibaum, 1998）。このことは，法廷が普遍的な英知を持っているということではなく，理想に従って行動するべきであるという忠告だということを頭に置いておく必要がある。なぜなら，法廷も間違うことがあるからである（Gutheil & Bursztajn, 1986）。

　能力のカテゴリー判定に至るためのアルゴリズムはないが，いくつか役立つかもしれない事柄がある。次にこのような点について論じる。

● 判定のばらつき

　能力の判定は，単純なメカニズムに置き換えることができないプロセスを含んだ判定であり，同じように資格のある裁判官の判定でもある程度のばらつきは避けられない。さらに，能力の判定

は単純化できない道徳的判定であり（Moye, 2003），そのことも判定のばらつきが増える原因になるかもしれない。第3章では能力の評価者の特性と行動について知られていることを総括した。ここでは，われわれが実施した調査から，ばらつきを減らす方法につながる可能性のあるいくつかの知見について触れたい。

われわれは99名のコンサルテーション精神科医に無作為に能力を判定するための面接2つのうち一つを見せる，ビデオ研究を実施した（一つは低いリスク，もう一方は高いリスクの場面設定，どちらも研究に参加するためとしている）（Kim et al., 2006）。われわれは場面を実演するために専門の俳優を雇い，演技のレベルは両方のビデオで同一だったが，リスクとベネフィットの要因は異なるようにし，台本は実際の面接に基づいて作成した。研究参加のため同意能力を調べたが，一般にも当てはまる状況とした。研究の目的は，臨床家が使用した能力の閾値に対するリスクの影響を評価することにあったので，われわれは過去の体験を基に，対象者が"どちらともいえない範囲（グレーゾーン）"で得点したケースを，意図的に選択した。

その結果からは，低いリスク場面を設定した面接については，精神科医の60％が俳優の演じた人をおそらく，あるいははっきりと能力があると判定した。一方，高いリスク場面を設定した面接では精神科医の30％が演じた人はおそらく，あるいははっきりと能力があると判定した。それゆえ表面的には，この結果から精神科医が能力の閾値について，リスクに影響を受けた基準を使用したことが示唆される。さらに，リスクとベネフィットに関する質問を含むいくつかの質問を追加して調査することにより，判定の相違は能力の評価者のリスクに対する認識によって影響を受けることが確認できた（Kim et al., 2006）。

われわれの研究の結果はリスク−ベネフィットの文脈が精神科医の判定において明確な影響を及ぼすことを確認したが，一方で高リスクあるいは低リスクの両方の場面で，大多数の判定とは異なる判定をする者が相当数いることが確認されたことも示唆に富んでいる（低リスク，高リスクの場面それぞれ，40％と30％）。リスクの認識以外でも，性別，医師としての経験年数，能力評価の経験，その他，能力判定を予測する因子は確認されなかった。

このように，たいていのコンサルテーション精神科医は能力判定のためにリスクを考慮した閾値を使用するが，特に一部に障害を示す患者，つまり"どちらともいえない範囲（グレーゾーン）"

にあるケースに関しては，評価者間の判定にかなり変動がある。上記の実験については，一つのケースを提示したものなので，各々の評価者内での変動については調べていないことに注意してほしい。別の研究で多くのケースを精神科医に判定してもらった経験からは，評価者らはそれぞれ異なる閾値を使用しているかもしれないが，評価者の個人内での判定はかなり首尾一貫している傾向があるという印象を受ける。すなわち，たとえ彼らが異なる閾値を用いているとしても，異なる患者の遂行能力を相対的に判定することは可能であろう。

　上記のことから示唆されることの一つは，もし"正しい"閾値が能力の評価者に知らされ，彼らがそれを採用すれば，評価者間のばらつきが少ない信頼できる判定が可能になるということである。"どちらともいえない範囲（グレーゾーン）"にいる困難なケースでは，自分自身の閾値を再検討するために，自分の印象を他の同僚と協議することが望ましい。他の意見を多くきくほど，社会的な価値を反映する意見を取り入れた能力の判定になるであろう（Kim, 2006）。

● **同意能力に関する面接項目の重要性はすべて等しいわけではない**

　たいていの同意能力（capacity）に関連した機能的能力（abilities）を評価するための構造化された検査を使用した研究では，検査項目すべてを等価に扱う傾向がある。どの項目も他の項目よりも重みづけすることはない。しかし臨床場面では，時には面接において他の項目よりも重きをおいて評価されるべき構成要素がある。例えば，提案された介入には，わずかではあるが深刻な害をもたらすリスクがあるかもしれない。この害の可能性が，提案された介入のリスクの主要な部分を構成していると仮定しよう。特に患者が治療を承諾しているならば，この特定のリスクに対する理解，または認識の明らかな間違いや，もしくは意思決定する際の全般的な論理的思考のプロセスにおいてその事実を取り入れられていなければ，他の詳細についての理解（もしくは認識や論理的思考）の失敗と比較しても，特に重要な過ちとされるであろう。逆に，患者が拒否している治療に関して，得られる可能性があるベネフィットを正しく理解していることを評価者の立場から保証することは，一層重要であるかもしれない（Grisso & Appelbaum, 1998）。このように，議論のためにわれわれは能力評

価を面接段階と解釈段階に分類するが,実際には経験豊かなコンサルタントは,もっとも重要な要素を優先するように面接を進めるべきである。明らかにより多くの時間と努力を,それらの重要な要素に費やすべきである。

● 同意能力の判定（Capacity Determinations）における倫理上の問題—バイアスを避けること

ある人に自分自身のインフォームド・コンセントを提供する能力がないと判定することは,その人には自分で意思決定をする権限がもはやないことを意味する。このため,他のだれかがその人のために意思決定を行う必要がある。インフォームド・コンセントに関する法律に反映されているように,自律を尊重した社会では,そのことは深い意味を持つ判定である。大多数のそのような判定が,裁判所の判定を仰ぐことなく,一般的に医学的な文脈でなされる（そして,作用する）という事実からは,われわれの社会において医療機関に与えられている権限と責任の大きさを改めて思い起こさせられる。

この重要な責任を考えると,能力の評価者は自律と福祉の関係に関して両極端になることを避ける必要がある。福祉に対しての自律の重み付けについては,評価者によってばらつきがあるだろうか？ コンサルテーション精神科医を対象とした前述の研究で,精神科医の判定と有意に関連する要因を見いだせなかったため,評価をする場合福祉よりも自律を尊重する態度をとるかについての記述を依頼するフォローアップレターを送付した。そこでは,能力判定において,下記の誤りのうち,どちらがより悪い間違いであるかについて質問した。すなわち,無能力な患者が能力はあるとすること,あるいは能力のある患者が無能力であるとすることのいずれかである。精神科医はこの質問が,自律に重み付けをするように支点を置くかどうか（あるいは置くと言うかどうか）を問う質問であることを理解していたことを注記しておきたい。少なくとも私たちが選んだ対象者（実験のボランティア）の回答の結果は,非常に驚くべきものであった。

第一に,平均して精神科医は無能力な人を能力ありとすることはより悪い間違いであると感じた［0（能力のある人を無能力とみなすことが悪いと感じる場合）〜 10（無能力な人を能力ありとみなすことが悪いと感じる場合）のスケールで,平均5.8点］。第二に,この偏りは（5.0点が"どちらともいえない（neutral）"

であるので)あまり大きいものではなかった。そして精神科医の間で相当なばらつきがあった。29％が(自律を尊重する)0～3点，21％が4～6点，そして50％が(保護を尊重する)7～10点の間の点数をつけた。自律に対して，保護のほうがわずかに尊重されることは，われわれの次の質問に対する回答によっても確認された。「あなたは最近，医学倫理において患者の自律が，十分に重要視されていない，もしくは過大に重要視されていると考えますか？」という質問に対し，1（十分ではない）～7（過大である）の尺度で答えるようになっており，平均は4.6（SD 1.2）であり，自律に関して過大に重要視されている傾向があるという回答がわずかに上回った。

　より重要な問題は，これらの精神科医の自律と保護の相対的な関係に対する見解が，能力の判定にどのように影響を及ぼすかである。シナリオのリスクの程度に関係なく，自律と保護に関する彼らの回答と，ビデオに登場する患者の能力の状態に対する彼らの印象（10件法で回答させる）の間には，相関関係はみられなかった（r＝.03）。この結果は，それぞれの臨床家による多くの判定ではなく，多くの判定者による一つの判定に基づくものであるので，慎重に解釈されなければならない。さらに，われわれの研究は，遂行能力（performance）が"どちらともいえない範囲（グレーゾーン）"にある被検者のケースに基づいている。おそらく，このような患者における不確定性が，判定者の倫理的な傾向を凌駕して，能力の決定が事実に基づくものになったのだろう。

　それにもかかわらず，臨床場面で時には福祉か自律に大きく偏っている専門家に遭遇することがある。前述の通り，実際に回答者の79％が0～3点あるいは7～10点の範囲の点数を回答しており，極端な答えをすることをよしとしていることが読み取れる。長い目でみれば，このような偏った倫理観によって，いくつかのケースで能力判定に偏りが出る可能性がある。このように，なぜ能力判定で福祉と自律のバランスが重要であるかということを覚えておくことには価値があるかもしれない。

　自律と福祉のバランスを考慮することは，評価者にとって一つの鍵となる課題である。自律を過度に強調することは，落とし穴となる。現在の生命倫理は自律を盲目的に崇拝する傾向があり，そこでは自律がその他すべての価値よりも勝るとされている（Schneider, 1998）。しかしながら，自律は，あくまで患者の同意能力が損なわれていないことが前提となる。死に至るとわかっ

ていても生命維持のための治療を拒否するケースのように，近代的な倫理と法においては同意の法的能力がある患者はすべての治療を拒否できることが確立されている。要するにもし患者に法的能力があるとするなら，自律に関する配慮がすべての保護に関する配慮よりも勝るように思われるのである。

しかし，患者の能力自体が問題となっているならば，どうであろうか？　このような状況では単純に自律を優先させることはできない，なぜならまさしくその自律こそが問題であるからである。当然のことながら，自律がわれわれの社会で高く尊重されるのであれば，研究者たちが注意を喚起したように（Grisso & Appelbaum, 1998），能力評価においても，自律に対しある程度特別な重要性があると考えなければならない。しかし，ここでのポイントは，ある患者の法的能力を決定する時，自律以外にも，多くの配慮すべき点があるということである。このことが，さまざまな治療の選択肢のリスクと予期されるベネフィットに関する文脈上の要因が，能力の決定において考慮されるべき重要な点である理由である。

一方で，患者の保護を過剰に重視することも，落とし穴となる。医療の歴史は，"先生が一番良く知っている"という患者と医師との関係のモデルからは，着実に離れていっている。"誰の価値観か？　誰の希望か？"という問いかけは，患者にとって何がリスクとベネフィットになるかということを決定する際に役に立つ。もし医師やその他の医療従事者が，彼ら自身の負担と利益を基に判定を行うなら，時代遅れのパターナリズムに陥る危険があると容易にわかる。

もちろん，パターナリズムについては現代においてはねじれがみられる。パターナリズムは過剰医療とほとんど同義として扱われてきた。法廷において患者の自律の権利を明らかにしなければならなかった歴史的な訴訟事件でも例証されるように，医師はなんとかして患者の生命を永らえさせることに関心を払っていると一般的に仮定されていた。確かにそれは，現在の自律を基本とする生命倫理と強固に結びついているこの種のパターナリズムに対する反発である。しかし現在の総合病院では，患者はたいてい生命維持のための介入を中止，もしくは差し控えられた後に死亡している（Prendergast et al., 1998 ; Sprung et al., 2003）。しばしば治療チームは死が近づいていることを家族と患者よりもかなり前に気づく。実際，このような生命維持の介入を始めるより前に，

タイムリーに治療を差し控えることを決定することができることが臨床倫理コンサルテーションの"セールスポイント"の一つとなることがしばしば生じる（Schneiderman et al, 2003）。このため，現在の病院では，患者の家族への圧力は，さらなる治療に同意するようにというよりは，むしろ逆で，治療しないことに同意させる方向にかかっている。そして圧力をかけることはしばしば不適当でありうる（Luce & White, 2007）。このようなコミュニケーションはとれるが，同意無能力が疑われる患者の場合，能力の評価者は，終末期医療に関する代諾を現代の集中治療室において行う際に生じる複雑な力動に関与することが多くある（第7章参照）。

IV. 特殊な状況

法的能力の決定は，患者が協力的で，すべての適切な情報が入手可能である時でさえ，挑戦的な作業である。しかしながら，評価者は理想的とはほど遠い状態の下，推論と判定を下さなくてはならない状況に置かれることがある。この章ではこのような状況の例について論じる。これらの状況においてはすべての可能性を検討することは難しいが，本書の全体的な枠組みと一致するように，このような状況を取り扱うための一般的なアプローチを例証する。また，能力評価を学ぶ人からよく提起される認識の評価基準の解釈に関してもいくつかの例をここで論じる。

● 患者が非協力的な時

意思決定能力に疑問のある患者が評価者による面接を拒否した場合，評価者は理想的な情報とはほど遠い少ない情報のもとで決定することを強いられるという厄介な状況に陥る。患者の協力が得られない場合，評価者は，どのように専門的な法的能力評価を行うことができるだろうか？　このようなことは例外的ではあるが，しかし稀な事象でもない（Grisso & Appelbaum, 1998；Hurst, 2004；Wenger & Halpern, 1994；Younger, 1998）。評価者は何をするべきであるか？　この問題は前章（"データ収集"）に属する内容のように思われるかもしれないが，より多く推測に頼った決定をしなければならないという点，そして，できれば推測を最小にする方法についても議論すべきである。なぜなら，これは究極

的には，理想的な情報が得られない際にどのように解釈するかという問題だからである。

　患者が能力の評価を拒否した場合の一番の解決法は，患者との関係を築いて，協力するように患者を説得することである。どうすればもっともうまく非協力的な患者とラポールを形成できるかということは，なぜ患者が拒否しているかという理由次第である。患者の行動の理由はいつもはっきりしているわけではないが，しばしば手がかりがある。病院における拒否と非協力的な行動のもっとも一般的な原因の一つは，患者が何らかの理由で腹を立て，憤慨しているということである。このような患者に対して，対峙的なアプローチではうまくはいかない。むしろその怒りはもっともだと認めることで協力を引き出すことが期待できる。患者の怒りが正当であるか否かということは，評価者の関知することではない。評価者の仕事は患者と関係を作り，能力の評価が行われるようにすることである。怒りによる拒否は抗議であり，その重要な要素は患者が理解されていると感じていないということである。それゆえ，怒りと憤慨という感情を正当であると認めることによって，患者が理解されていると感じられるようにすることが，協力を得るために必要なステップであるかもしれない。患者が経験していることからして，患者がなぜそのように感じたかということは確かに理解できるということを示すべきである。経験したことからすれば，患者がそのように感じる権利を持っているとまで言ってもよいかもしれない。

　拒絶する別の理由として，恐怖が関係するかもしれない。高齢者がナーシングホームへの入居を恐れていて，チームからそうなるかもしれないと言われた場合，それに対して抵抗しようとするかもしれない。このような患者に対しては，慎重に評価の目的を説明することと，自分が独りで生活することができるとなぜ思っているかについて理解したいと考えていることを伝えることが，もっとも良いアプローチであるかもしれない。そのほか，患者の拒絶は，はっきりしている場合とそうでない場合があるが，患者の被害妄想に基づいていることもある。ラポール形成が失敗した場合，評価者は判定を下すにあたってある程度の（あるいはおそらく多くの）推測を用いることを受け入れる必要がある。先延ばしするという選択（多くの状況で忘れてはならない非常に良い選択）があり得るかもしれないが，時にはすぐに決断しなければならないこともある。評価者の専門的な役割は手に入れることがで

きる証拠に基づいてもっとも良い判定を下すことである。得られないものは使うことができない，そして評価の重要なことは，推測のために使った証拠の性質を文書で残しておくことである。情報に基づいて推測する時に助けとなるさまざまな情報がある場合が多い。これらの情報源には患者が評価者と行ったすべての会話が含まれる。それらは患者の現在の精神状態を明らかにするかもしれないし，コミュニケーションの内容の一部から情報が得られるかもしれない。担当スタッフと治療チームからの報告も多くの場合は有用である。病院外での観察の報告も同様に有用である。

患者が面接を拒否する時，自律の優先度は全般的判定において減らすことができるとアドバイスする専門家もいる（Grisso & Appelbaum, 1998；Younger, 1998）。

われわれが見てきたように，GrissoとAppelbaumは一般的な状況の下で天秤モデルの適用を主張している。この天秤は，社会における自律の尊重を反映してより自律に傾けられている。しかし彼らは，患者が能力評価を拒否する時には，支点を中央に戻すことを勧めている。言い換えると，十分な情報が得られない状況で判断を行い，それが患者の拒否によるものである場合，通常よりも福祉により大きな役割を与える必要があるかもしれない。

このことにより，患者が法的同意無能力であるとみなされる可能性が増加する。そしてそのような患者は無能力の決定にも同意しないことが多い。そうなれば能力のより正式な判定は，法廷で行うことが必要となるであろう。仮に患者が黙って従うとしても，まったく協力的でない患者のケースで，治療を行う前には裁判所の承認が必要であると治療チームが結論を下すことが時にはあるだろう。当然のことながら，時間が差し迫っている場合には，緊急法廷会合が適用されるかどうかが，法廷の判定を待つべきかどうかに関して，重要な決定の要因となる。

INFO

▶能力の面接に非協力的な患者と，もしラポールが形成できないならば，得られた証拠から，おそらく保護に重きを置いて推測するほか方法はない。

● ベネフィットが高くリスクが低い治療に対する不可解な拒否

理論上，法的能力のある患者は（少なくともほとんどの立会人に対して）比較的小さい負担で救命治療をすることさえも結局のところは拒否できる。だが患者に法的能力があるかが問題である時に，能力評価者は本当のジレンマを示すケースに遭遇するであろう。

次のケースを考えてみよう。

救急室において，24歳の若者が細菌性髄膜炎に罹患しており，抗生剤治療をしなければ死んでしまうにもかかわらず抗生物質による治療を拒否をしている。治療医によって注意深く聞き取りが行われたが，患者は自分の拒否の理由を説明することができず，それ以上の話し合いを拒否している。認知障害の徴候はない。

これは，Jonsen, Siegler, Winslade によって書かれた優れた著書 Clinical Ethics（Jonsen et al., 1998, p. 60ff）（臨床倫理学―臨床医学における倫理的決定のための実践的なアプローチ，監訳 赤林 朗, 蔵田伸雄, 児玉 聡）の中に記述されているケースである。このケースで困難な点は，患者に法的能力があるようにみえる，ということである。あるいは少なくとも，手に入る情報の限りでは，一見したところ不可解な患者の選択を除いて法的能力に関連する能力が欠けていると考える明らかな理由はないという点である。それにもかかわらず，患者の拒否を受け入れることは，患者の死を認めることか，あるいは少なくとも重大な後遺症のリスクを認めることになる。しかし患者の拒否を許すことに対する直観的な反論は非常に強いものである。

意思決定能力があるようにみえる患者の願望に反して治療することについてどのように正当化することができるか？ それは単に時代遅れのパターナリズムであろうか？ インフォームド・コンセントと患者の自律に関する現在の枠組みを考えれば，患者の意思決定を覆すにあたっては，患者の法的能力がなぜ疑わしいと考えるのかに関する強力な理論的根拠が必要である。現在の法と倫理の基準では"患者は法的能力がある状態で医療選択をしているが，この選択を覆す必要がある"という判定は許されない。このような状況についての可能な解釈の一つとしては,緊急を要し，その治療内容が患者にとってベネフィットが高く，リスクが低いと考えられるとき，"法的能力"の閾値が非常に高く（まさに最大にして）設定されるべきであり，そうであるならばこの患者の不可解な拒否は高い基準を満たさないということである。結局のところ，評価は患者の拒否によって打ち切られる。そして拒否の理由は明らかにされない。他の点では認知的に問題のない患者において，この理由が説明できないということは，法的能力があるという前提が失われているということを示唆する。すなわち，本質的に不合理な信念などのいくつかの要素が患者に影響を与えており，そのこと自体が論理的思考の能力が欠けていることを示唆し

ている．

　このケースの場合，12年近く前に患者の兄弟が抗生剤によるアナフィラキシー反応で亡くなっていたことが後に明らかになった．しかし救急室にいるときには，"患者はこの出来事を思い出さず，そして思い出すこともできなかった，そして注意深く聞き取りをしてもそれが明らかにならなかった…後に患者は拒否したことも思い出さなかった"のである（p.80）．振り返ると，われわれは，この患者が解離性障害に陥っており，能力欠如といっていい程度まで論理的思考と認識能力が障害されていたとある程度自信を持って言うことができる．しかし医療者が意思決定しなければならなかった時点において，この無能力であるという事実を評価者が完全に説明することはできなかったのである．

　もう一つのケースについて考えてみよう．

> 高学歴の65歳女性．彼女は，長年の糖尿病をはじめ多数の疾患の病歴がある．彼女は重篤な消化管出血が原因で集中治療室へはこばれたが，出血の原因を突き止めるための内視鏡検査を拒否している．情緒は不安定であり，不安が強かった．MMSEでは30点満点中30点だった．拒否の理由についてきかれても自分で説明することはできず，死を望むかという質問には否定する．聞き取りを続けると，明らかに不満な様子で，いらだちながら衝動的に「私の体だから，私が決める」という．

　診断のための内視鏡検査を拒否する能力があると判定されるこの患者の決定を擁護する論拠を構築するのは簡単である．"それは私の体であり，私が決定する"という主張は，彼女の医療選択の理由となりうる．それは明らかな偽りではなく，本質的に欠陥があるわけでもない．実際，この患者の希望を覆すことを考えた場合，評価者は，彼女の言葉にフェミニストと自己決定を重んじる考えが潜んでいることを感じて注意すべきと考えるだろう．結局のところ，彼女は「私はもう決めたんです，これ以上質問しないで」とただ権利を主張しているように見える．さらに，ベッドサイドで実施した認知機能検査の結果からは，彼女の認知能力に明らかな低下はないことが示唆されている．確かに彼女の認知スクリーニング得点はまったく問題なかった．この事例の場合，いくらかの一時しのぎが可能であることがわかっていた．ヘマトクリット値がこの12時間一貫して下がっていたが，集中治療室で非常に注意深く監視されており，病状が突然悪化した場合には緊

急処置をとる準備ができていた。結局，出血は止まった。2日後の面接で，彼女は驚くべきことを明らかにした。なぜ内視鏡を拒否したか尋ねられた時，自分は自動車のガレージにおり，目前の医師が本物の医師ではなく偽物だと信じ込んでいて，あまりにも怖かったので処置には同意しなかったと答えた。

彼女に対して，振り返ってみて処置は拒否するという意思決定ができる状態だったかと尋ねると，「冗談でしょ？ 私は，異なる惑星の上にいたのよ。」と答えた。実際，彼女は評価者からはわからなかった被害妄想によって精神が錯乱していた。思い返すと，彼女の情緒不安定と不安は，せん妄から引き起こされていた症状であった。彼女が無能力であったのは，妄想と幻覚のために医師が彼女に話していたことを認識することができなかったためである。しかし，彼女の無能力の原因となったまさしくこの妄想そのものが背景にある精神病理への理解を妨害したので，評価者が能力を評価するときにこの情報は得られなかったのだ。

これらの事例からは，どのような結論が引き出されるべきであろうか？ おそらく主たる教訓は，これらの理解しがたい拒否があること自体が，考慮すべき障害が背景にあるという手がかりを示していたということである。両方のケースで，患者は死にたいという考えを否定している一方で，ベネフィットが高くリスクは低い治療（抗生物質治療，内視鏡検査）があるにも関わらず，どちらも害のリスクが高い方針を選択していた。少なくとも表面的には，彼らの言うことに明らかな矛盾はないにしても，論理性には懸念があった。GrissoとAppelbaum（1998）は，表明した価値感（「私は死ぬことを望まない」）と治療選択（もっとも死のリスクが高い選択を選ぶこと）の間に矛盾がある場合，論理的思考の領域に障害がある可能性があると記述している。このような矛盾は，特にもし生命の危機にある場合には，さらに探る必要がある隠れた要因の重要な手がかりとなる。

さらに，少なくとも消化管出血の女性のケースでは，彼女が認知機能検査で高得点であったにもかかわらず，せん妄を示唆する症状をまさに示していた（例えば，不可解な拒否に加えて，顕著な情緒不安定性と不機嫌）。おそらく，面接者は，彼女の教育レベルを考慮して，ベッドサイドでより詳細な認知機能検査を行うべきであった。認知機能検査は，彼女の教育レベルでは十分できるはずだが，せん妄を起こしていれば失敗するような，今回使用したものよりも難しい項目を用いたほうがよい。こうすることで，

評価者は，拒否に関連して脳機能低下があるかもしれないというさらに強い確信が得られたかもしれない。

　これらの例は，すべての不可解な拒否のケースが"隠れた無能力"のケースとして取り扱うことができることを意味するものではない。それはあまりにも単純な考え方である。これらは実際，おそらく拒否するための法的能力がない患者のケースである。しかし無能力と関連する脳障害に気づくことは大変難しい。その理由は評価者が用いる臨床的な面接や検査といったツールが場合によっては感度が鈍すぎるからである。しかしながら，無能力の微妙な手がかりに焦点をあわせ，それらが完全に調査されたことを確認することが，このようなケースでは重要である。

　根底にある障害を明らかにするために最善の努力をしても明確な答が出ない場合，そして臨床的状況が緊急である場合において，まだ明らかになっていない，根底にある障害（これらのケースでは，矛盾した論理的思考として現れている）に基づいて，評価者が無能力を推測できるかという疑問が残っている。これは，矛盾を示すために無能力であると判定できるかということとは別の根本的に異なる疑問であることに注意しなければならない。無能力を示唆する要因として，①リスクや負担に比べてベネフィットがかなり高いこと，②緊急時，③矛盾した論理的思考を十分に説明しうる精神病理，もしくは脳機能不全の証拠があること，④論理的思考の障害などが挙げられる。

● 宗教的信念か妄想か？

　訓練生からよく出る質問の一つに"精神疾患患者の選択（例えば，処置を拒否すること）が，宗教的信念によるものか，妄想によるものか，どのようにしたらわかりますか？"というものがある。負担はほとんどなく高いベネフィットがある治療を勧められた時，R氏がこれを拒否していると仮定して，少し考えてみよう。彼は自分の拒否に関して宗教的な理由を挙げている。われわれは歴史的な理由（例えば，エホバの証人のケース）のために宗教に焦点をあわせるが，それをより一般的な概念，すなわち人の医療選択に影響を与えるような，強いあるいは深い価値観の一例とみなすほうがよい。意思決定能力の低下が疑われる患者が宗教的な理由に基づいて意思決定している場合，まるで能力評価者が宗教的信念に関して判断を下さねばならないようにみえる。しかし，能力評価において，臨床家に患者の価値感が"合理的である"か

どうかを決定する権限が与えられるとしたら，インフォームド・コンセントの原則から外れてしまうように思われる。このため，次のステップに従うことによって，状況を解釈する際に正しく認識に関する基準を適用することが不可欠である。

　最初に，評価者は患者が強固に持っている価値観から確かに選択したのかを評価するべきである。どの程度宗教的信念は，**患者本人の偽りのない信念なのか？** いわゆる宗教的な信念が，R氏が持つ信念と価値感の現れではなく脳障害の現れであると考えるだけの理由があるか？ 例えば，R氏が自分の宗教的信念に反する救命のための輸血を拒否していると仮定しよう。彼が輸血を禁じる宗教団体の一員であったことは一度もなく，同じ入院中にすでに輸血を受け入れており，せん妄の徴候があるとしたらどうだろう。このようなケースにおいては，R氏は自分の病状を認識できていないといえる。なぜなら彼の拒否は脳機能障害により生じた可能性が高い信念に基づいているからである。もう一つの重要な手がかりは，その文化で広く受け入れられ理解されている宗教的な信念の一部でない，独特の信念の時である。例えば精神科医によく知られた基準は，"患者が属する文化あるいはサブカルチャーの他のメンバーに通常受け入れられた信念ではない(例えば，宗教的信条ではない)"（アメリカ精神医学会American Psychiatric Association, 1994, p.765）というものである。たとえ患者が宗教に属するとしても，彼の信念は独特で，その宗教の教義上のシステムの一部ではないということがあるかもしれない。

　当然のことながら，これらの配慮はすべて，同時に考察されなければならない。例えば，患者が神からそのメンバー達との特別で直接的な関係を受け入れるような宗派に属していて，患者が神からの直接的な命令に基づいて拒否していると主張するような場合を考えてみよう。評価者は，その信念が宗教体系の中でどのくらい稀なものであるか（例えば，より上位とみなされる別の教義に反しているか？），そして，患者の認知または精神の障害がどのくらい顕著に現れているか，そして明らかに独特な信念を生じさせている障害の可能性がどれくらいあるか（例えば，おそらく宗教的信念の文脈が，矛盾しているかまたは明らかな理由なくその時によって変化している）というような，鍵となる要因を評価する必要があるだろう。評価の焦点は，したがって，宗教的信念それ自体の合理性ではなく，むしろ十分な臨床的判断としてその信念が病理的過程の一部であると，評価者が決定できるかどうか

である。

●ベネフィットのある治療を拒否するうつ状態の患者

　慢性のうつ病で精神科に入院中の患者を考えてみよう。医師は患者の病歴と症状に基づいた判断から患者に有効である可能性が十分あるので，ECT を勧めている。だが「それは，私には効きそうにありません」と言い，患者は ECT を拒否している。この時点では，状況を認識する能力が低下しているとは言えない。最初に次の点を確認する必要がある。この拒否の背景にあるのは何か，そしてその背景にあるものが精神症状と関連しているか？

　長年にわたって，患者は種々の抗うつ薬を増量したり併用したりしながら治療を受けていると仮定しよう。通常，このような患者は ECT に反応するが，その効果は一時的である。さらなる質問において，患者はそのことを認識しており，さらに"私は記憶を台なしにする ECT が好きではない，その効果はどうせ一時的です"と言ったとする。このケースでは，患者は自分の病状と提案された治療を理解しているようにみえる。あと一押しすれば，自分の中では ECT の短い効果よりも副作用が重要であることを明確にすることが可能かもしれない。表面上，「それは私には効きそうにありません」という言葉は理解の欠如をあらわすように思われるが，その背景を探ることで"著しく不合理"とすることは難しい一連の信念があることが明らかになっている。臨床家たちはそれらの信念には同意できないかもしれない（そして多分医学的にほぼ間違なく正しいことは，ECT を受けるよう患者に勧めるよう試みることである）。しかしこの不同意は患者を法的無能力であると判断するための根拠とは成り得ない。

　他方，患者の拒絶が，例えば妄想のような明らかに障害された信念に基づいているとしよう。例えば，抑うつ症状の一部として，医師が本物の医師でなく自分の過去の悪行に対して罰を与えるために遣わされた悪魔であるという妄想があるかもしれない。これがうつ病により引き起こされた不合理な信念である限りは，患者は自分の状況を正しく認識する能力に欠けるといえる。妄想を患者から引き出すことができる場合は，判断は比較的容易である。

　それほど劇的ではないが，重篤なうつ病エピソードの一部として時にみられる強固なニヒリズムのために拒否していることがあり得る。理解にほとんど障害がない重篤なうつ病患者を考えてみてほしい。患者は正確に自分の状況，提案された治療の性質，さ

まざまな医療選択に見込まれる結果を伝えることができ，さらにそのような治療が，患者の状態にどのような影響を与えるかさえも認識している（例えば，ECTによってうつ病から回復することができるということに患者が同意している）。このような状況であるにもかかわらず，たえまない絶望感のために治療を"適切に評価する"ことができないかもしれない。患者は，自分が"まったく価値がない"や"死ぬに値する"ために，"私のような者を治療するのは時間の無駄である"と言うかもしれない。

　第2章で論じた通り，能力判定の現時点のモデルでは，能力のより"情動的"な側面を見落とすかもしれないと主張する者もいる。しかしながら，評価者はこのような状況を，妄想的な宗教的信念を持つ患者と同様に解釈すべきである。すなわち，(a) 罪業観念は患者の実際の価値システムの一部ではない，(b) それがどこから生じているのか，すなわちうつ病の精神病理から生じているということを，われわれは説明することができる。当然のことながら，常に引くことができるはっきりとした境界線はないかもしれない。ここに判断が必要とされる理由がある。けれどもこのようなニヒリズムは，もし本質的にうつ病の表れとして捉えられるならば，実質的に不合理な信念を形成するかもしれない。

　うつ病患者が重大な身体疾患にも罹っている場合，評価は特に難しくなる。生命にかかわる慢性の疾患や，例えば人口呼吸装置の使用や長期間にわたる血液透析のような非常に負担の大きい治療が必要な病気について考えてみよう（Cohen et al., 2002）。治療の拒否はうつ病エピソードの症状であろうか？　あるいは自身の死を熟知して適応的に受容したことを反映した思慮深い発展的な答なのであろうか？　生命維持のための治療を中止するという患者の選択の信頼性を評価することは，このようなケースではとても難しいものとなりうる。ある研究では，老年期うつ病患者は，治療によって自身の終末期医療に関する希望を変えることが見出されている（Ganzini et al, 1994）。他方，一部の患者ではうつ病により能力に確かに影響がみられるが，大多数の患者では法的能力は維持されている（Appelbaum et al., 1999；Grisso & Appelbaum, 1995）。透析治療を中止して死亡する人におけるうつ病の割合と，その集団の全体的なうつ病の割合とは違わないようである（Cohen et al., 2002）。これらのデータから示されることは，患者がうつ病だからということだけで，救命治療を拒否する患者は法的能力がないということを意味しないということである。

したがって，能力評価者は個々のケースにおいて患者のうつ病（もしくは他の状態）が意思決定能力を低下させているか評価するという難しい仕事をすることになる。そのような評価の枠組みはすでに論議してきたものと変わらない。しかし評価を導くのに役立つ可能性のある追加の要因，あるいは質問がある。評価には，患者の以前に述べられた願望（あるいは価値体系），患者の病気の実態（例えば，移植に適した患者で移植候補者リストの上位に位置している場合と慢性的に透析を受けていて負担と副作用，そして重篤な合併症が増してきている患者を比べた場合どうか），さらに患者による論理的思考過程の質（"私は追い込まれているように感じる。私には他のいかなる選択もない" と "私は長年にわたって透析から利益を得てきたが，現在はあまりに負担になってきていると思う"とを対比してどうか）も，考慮するべきである。臨床家側のバイアスも状況の解釈において，注意深く探っておかなければならない。臨床家のバイアスは，それが過度の保護主義であれ，あるいは自己決定のいきすぎた容認であれ，患者のためにはならない。

V. 能力評価と判定の記録

　能力評価の記録はいくつかの機能を果たす。もっとも重要な目的は，能力判断のために論理的根拠を正当化して，説明することである。能力判定は基準に従って判断され，そしてそれは証拠と論理により明示的に正当化されなければならない。そのような書類は治療チームが彼ら自身で判定を行う時に役に立ち，もし必要であるなら裁判所での手続きの時に使うことができる。
　また，能力評価とは何か，どんな基準が病院（あるいは管轄区域）で実施されているか，そして患者の能力と状況に関連してどのように判定が正当化されるかについて，記録は教育的な機能も果たす。第3章でも述べたように，定期的に能力評価に関するコンサルテーションを受けている専門家への調査で，助言を求めてきた医療関係者が，能力判定が個別の意思決定内容に関連するという性質を理解できないこと，またインフォームド・コンセントを取得する時に患者に対して十分な開示を行えないことが報告されているために，この教育機能は特に重要である（Ganzini et al., 2003）。

表6.1のリストはGrisso and Appelbaum（1998）を改変して作成した能力判定の際の記録に何を含めるべきかに関する有用なガイドである。

能力判定は，臨床家が理想的な裁判所の決定を引き出すことができるような事実を反映させて記録しておくべきとする助言は重要である（Grisso & Appelbaum, 1998）。このように自分の評価を要約する際，"私の意見では，裁判所は患者が…の能力において障害があることを見いだすであろう"と述べるべきである。当然のことながら，評価者が自分の判定をこのように述べなくてはならないという法的拘束力はない。しかしながら，それが能力評価者と治療チームにとって重要な2つの点が強調される。すなわち，判定は法律制度で具体化される社会的価値を反映しているということ，そしてその判定は裁判所で覆される可能性もあるということである。

表6.1 記録に関する推奨事項

- どの治療，あるいは処置について，なぜ，そして，だれによってコンサルテーションが求められたかについての記述
- 患者が評価の目的について十分な説明を受けたという記録と，その際の患者の反応についての記述
- 評価時の患者の精神状態についての短いまとめ
- 患者に伝えられた治療選択についての情報，ならびにその情報を開示した者についての記述
- 関連する意思決定能力基準（管轄区域によって求めらるものは異なる）における患者の能力についての情報と認知機能，身体的，あるいは精神科的な基盤によって説明される能力障害の所見
- 患者の選択により予想される結果についての記載
- 評価者が患者の決定における自律と福祉の相対的重要性について比較したプロセスの分析
- 患者の法的能力に関する臨床家の見解についての記述
- 結果の適用範囲に関する記述。患者を法的無能力と判定した場合，対象となる意思決定について明記し，この結果を他の意思決定に拡大して適用することはできないことに注意を促す。

Note：Adapted from Assessing Competence to Consent to Treatment：A Guide for Physicians and Other Health Professionals, by T. Grisso and P.S. Appelbaum, 1998 New York：Oxford University Press. Copyright 1998 by Oxford University Press.

chapter 7

アセスメント後

　コンサルタントとしての意思能力評価者の役割は，患者の同意能力についての判断を下すだけにとどまらないこともある．もし，患者に自己決定する能力がないと考えられる場合，**代理意思決定**の問題が生じうる．親しく世話をする家族が関わっている場合，代理意思決定への移行はたいてい簡単で，コンサルタントが関わる必要はないだろう．しかし，治療チームのケースマネジメントを支える上で，代理意思決定に対する法的・倫理的限界と基礎を理解しておくことが不可欠となる場合がある．本章の最初の節ではまず，医療環境において事前指示がある人・ない人それぞれの代理意思決定について論じる．次の節では，精神科における事前指示について簡潔に論じる．というのも，精神医学の面では代理意思決定に関して特有の論点があるためである．続く節では，裁判所に決定を委ねることが最適あるいは唯一の解決策となるさまざまな状況について論じる．

　最後に，患者の意思決定能力が完全であっても，同意能力の評価者は，単に同意能力についての判断を下す以上の付加的な役割を果たすことが求められることがある．本章では同意能力のある患者が難しい決定をできるように関与させる方法について簡潔に論じる．同意能力の評価の最中のみならず終了後も臨床的観点を維持することの必要性を強調したい．

Ⅰ．医療行為における代理意思決定

　われわれは最近，高齢アメリカ人の国民調査（Juster & Suzman, 1995）のデータを調べ，2002年から2006年までの期間で60歳を超える調査対象者のうち死亡3,746件を分析した（Silveira et al., 2009）．40％は病院で，20％はナーシングホームで，ごく少数（6％）がホスピスで死亡していた．死亡件数の約42％で，死亡前に生命維持治療について何らかの意思決定が要求されていた．それ

らのうち，70％の患者は自ら意思決定することができなかった。したがって，終末期における医療について代理意思決定はありふれたことである。

　こういったケースのいくつかでは，治療チームが代理意思決定を容易にするよう同意能力の評価者を頼りにするだろうし，とりわけ同意能力の評価者が患者の意思決定能力を決めるのにすでに関わっており，家族や患者とつながりのある他者との関係を深めつつある場合はなおさらである。加えて，家族内で，または家族と治療チームの間で，不同意や対立すらあるかもしれず，そのことがきっかけで治療チームから助けを求められることにもなりかねない。

　同意無能力患者の意思決定は大まかに2種類の状況に分かれる。いくつかのタイプの正式な事前ケア計画がある場合とない場合である。事前ケア計画は，2種類の方法に分類される。「**事前ヘルスケア指示**」（しばしばリビング・ウィルと呼ばれる）と「**代理人事前指示**」（医療委任状として，あるいは永続的委任状として）である。すべての州には何種類かの事前指示についての法令があり，またほとんどの州には両方の種類についての規定がある（American Bar Association, 2008a）。

● 事前指示がある場合

内容事前指示

　事前ヘルスケア指示は，リビング・ウィルと呼ばれることもあり，患者の明示的な治療に関する希望を記録するものである。それらは複雑性と特異性において一様ではない。たいていの場合，指示には終末期の意思決定が含まれている。事前ヘルスケア指示を書いた人は同意能力を失うことが見込まれる未来の状況を予期し，生命維持治療に関する希望について述べている。60歳を超えるアメリカ人の代表的な群で，最近亡くなった人の約45％が，リビング・ウィルを書いていた。リビング・ウィルを書かなかった人に比べ，書いた人はより高齢で，白人で，教育を受けている傾向にあった。リビング・ウィルの約90％は，終末期医療の制限を望む人によって書かれている（Silveira et al., 2009）。

　同意能力を失った場合にまで患者の自律性を確保することが約束されることもあって，理論的にはかなり魅力的な方法であるにもかかわらず，事前ヘルスケア指示は長年，激しい批判を浴びせられてきた。リビング・ウィルについての評論によると，社会政

策の手段としてのリビング・ウィルには実質的な制限があることがわかった（Fagerlin & Schneider, 2004）。深刻な病気をもっている人では書いた割合が高かったが，それでもほとんどの人はリビング・ウィルを書かないのである。たとえリビング・ウィルを書き上げたとしても，医療決定の複雑性があり，彼らは自分が何を望んでいるのかわからないだろう。また，たとえ彼らが自分の望みをわかっていたとしても，自分に起こるかもしれないことについてであれ，時が経過した自身の希望の変化についてであれ，まだ見ぬ未来を予期し記述することは気落ちする作業になりうる。さらに，事前ヘルスケア指示は医療チームによって，そしてより一般的には患者の代理人によって利用でき，解釈されるものでなければならない。こうしたことがあっても，とくに患者がすでに経過の予期できる終末期にあり，重要な決定のポイントを予期しており，治療の希望について話し合って記録できる場合にはリビング・ウィルが極めて役に立つ。しかし，ほとんどのケースでは，同意無能力者の意思決定に際しては，ある程度の判断を第三者に頼らざるを得ないのも事実である。

　事前ヘルスケア指示にはこうした限界があるため，その限界を認識し，政策に反映させようとする動きがあった。例えば，最近のメリーランド州の法令では，リビング・ウィルが拘束力を持つようにするか，「私の最善の利益になると感じとる場合，陳述の適用に柔軟性を持たせることを認める」といった言葉を用いた柔軟性のある指図とするか，いずれかを指定する選択権が患者に付与された。もちろん，患者は「私は，もはや自身で意思決定できなくなった後に起こりうるあらゆることを予期できないと理解している。私の代理として意思決定する人と医療提供者には，たとえ他の選択肢のほうが好ましくとも，私の陳述した希望に，書かれた通りに従ってほしい」というように指定することもできる（Maryland, 2007）。

代理人事前指示

　事前指示では，内容指示ではなく，あるいは内容指示に加えて，患者が同意能力を失ったときの代理意思決定者の役割を果たす代理人を指名することができる。こういった代理人事前指示は，リビング・ウィルよりも一般的である。アメリカで2002年から2006年の間に亡くなった60歳以上の人のうち，半数（54％）が代理人事前指示を用いている（Silveira et al., 2009）。内容指示と

比べて代理人事前指示の明確な利点は，未来を詳細に予期する必要がないところである。また，代理意思決定者に指示できるよう，内容指示を兼ね備えることもできる。代理人は意思決定が必要なときに適切な情報を得ることができ，患者の希望を代弁するために最善を尽くすことができる（本章内の後述を参照）。したがって，患者が代理人にその希望や価値観を伝える場合，この方法はもっともうまくいく。

　アメリカのほとんどすべての州には，代理意思決定者の指名を許可する事前指示の法令がある。多くの場合，代理人指示と内容指示の両方を含む混合型の指示がある。しかしながら，代理人を規定する法令はさまざまである。一般病院への入院中の治療決定においては，ほとんどの場合，意思決定のための権限を，患者と同等に代理人が有している。しかし，いくつかの例外もある。例えば，ほとんどの医療委任状では精神科への入院，ECT，不妊手術，中絶，精神外科について許可ができない。また，一般的に委任状は，同意能力を失ったが，まだ話せる患者の不同意を無視することはできない。こういった特殊なケースを以下に論じる。

● 事前指示がない場合

　ほとんどでないにしても，多くの人はいまだに終末期の決定に関してすら，事前指示を書いていない。終末期医療に関してではない治療決定の場合には，正式な事前指示が用意されていることは，かなり稀なようである。したがって，同意無能力患者の意思決定においては，ほとんどの場合，代理意思決定者は前もって指定されていない。事実上の代理意思決定者（伝統的には「最近親者」である）に頼ることが，医療では長年尊重されてきた伝統であり，この伝統はほとんどの州の特定の法令で公式化されている。2008年1月現在，43の州とワシントンD.C.には，事実上の代理治療意思決定に関する法令が少なくとも何らかの形で存在し，家族メンバーに意思決定の権限を明確に付与している（そして，稀であるが，他の近しい関係者に付与する例もある（American Bar Association, 2008b））。

　こうした法令は，習慣に基づいて実践されていたことに法的な裏付けを与えている。また，それらにはたいてい，代理人の間で不一致があった場合に役に立つ権限の序列が明文化されている。その順序は，ほぼ常に配偶者，成人した子，親，同胞，そして，次にはもっとも近い親類か，仲の良い友人がくることもある。州

によっては，代理人の伝統的序列で，「配偶者」の位置を占める生涯のパートナーあるいは「長期にわたる配偶者のような関係者」に，成人した子よりも優先権が与えられるとしているところもある（例えばニューメキシコ州（American Bar Association, 2008b））。しかしこの部分は多様である。例えばアリゾナ州では，「同居しているパートナー」は同胞よりも優先権が高いが，親や成人した子よりは低い。明確な事前指示の作成に関する一つの論点はまさに，代理治療同意の法令によって認められていないかもしれない誰かを指名することが患者に許されてしまうということにある。

代理治療同意の法令は，その法令がある州においては代理意思決定に裏付けを与えるが，そういった法令がないからといって，事実上の代理意思決定ができないというわけではない。そういった法令がまったくない州もあれば（マサチューセッツ州，ミネソタ州，ミズーリ州，ネブラスカ州，ニューハンプシャー州，ロードアイランド州，バーモント州），範囲が制限された法令がある州もある（例えば，蘇生措置拒否指示や他の終末期の状況のみ扱う法令や，栄養・水分補給の中止には決定を適用しない法令，特定の精神医学的介入を除外する法令もあり，医学的研究の代理を規制する法令しかない州もある）。特定の代理治療同意の法令が存在しなくても，概して家族代理人が同意能力を失った親族に代わって意思決定をする役割を果たすと考えることは，無理のないことである。しかしコンサルタントは，病院の弁護士と相談し，自身の権限におけるそういった推定の限界と例外を熟知しておくべきである。

● 意思決定を行う代理人に関する意思決定の基準

適切な代理意思決定者がいる場合（ないし前もって指名された代理人，あるいは法令で特定されている事実上の代理人，あるいは代理治療の法令のない州において最近親者がいる場合），患者の治療について決定を下す際に代理人が用いるべき基準とは何であろうか。患者の自律性に応じた優先順位を考えると，同意無能力患者に代わってどのように医療を決定するかに関して，自然な序列がある。①前もって明言された特定の希望，②代理判断，③最善の利益である。これらの基準は法令の規定（つまり，医療委任状あるいは永続的委任状（DPOA）についての法令）と，代理意思決定に関する文献の一致した見解の両方を反映している。

前もって明言された希望

　理想の状況は，医師および家族と話し合うことに加え，なるべく文章の形で，特定の臨床状況での特定の治療に関して，情報に基づいた希望を患者が表明している場合である。これは，患者と家族が起こりうる状況の種類を予期できる場合（例えば，末期がん患者）で，「先の」部分がそう遠い未来ではない場合に可能である。残念ながら，リビング・ウィルに関して先に述べた理由により，この状況は期待されるほど多くはない。したがって，ほとんどの場合，**代理判断基準**か**最善の利益基準**のどちらかに頼らざるを得ない。

代理判断基準

　ある臨床状況での患者の特定の希望が明らかでない場合，代理意思決定者が代理判断基準を用いるよう，ほとんどの州が求めている。この基準では，「もしこの同意無能力患者に実は意思能力があったとすると，この状況で患者はどうすることを選ぶか」ということが問われる。これは，「もっともらしい希望」の基準と呼ばれることもあり，実際の希望の基準（つまり，直接関連する内容事前指示か，上述した実際の前もって明言された希望（Meisel, 1998））と区別される。「もっともらしい」希望の概念は留意すべき重要なポイントである。というのも，この基準では，実際の希望がわからないことを認識し，熟考したうえで推論することが求められるからである。理論的見地からは，「患者が求めるであろうもの」と代理人が患者に代わって選ぶものとが完全に一致することが目標となるだろう。

　もちろん，これを確証することは形而上学的に不可能である。というのも，患者が今，同意能力を持つとして何を望むかを知ることが求められるが，それは知り得ないことだからである。よって，患者と代理人の希望の一致（彼らが希望の一致を目指しているとしての話だが）についての研究は，仮説的な意思決定のシナリオを用いざるを得ない。代理人による意思決定の正確さについての関連研究のレビューの中で，もっとも包括的で最新のものによると，代理人と患者は約68％のケースで合意に至っている（Shalowitz et al., 2006）。

　これらの研究によると，正確さは代理人の選任の方法に影響を受けない。患者に選ばれた代理人が，州の法令に従って「選任された」代理人より正確であるわけではない。これはおそらく，こ

の2種の選任方式が大きく重複しているためである．また，患者の治療希望に関して前もって検討しておいても，代理意思決定の正確さには結びつかないとする報告が多い（Shalowitz et al., 2006）．これらの研究のほとんどは生命維持治療に関する決定に焦点をあてる傾向にある．代理意思決定の正確さを上げると思われる一つの要因は，意思決定場面が患者の現在の健康状態に関連しているかどうかということである．このことが示唆するのは，患者が実生活で同意能力を失う時が近づいて，希望について話し合うのなら，おそらく68％以上の正確さが期待できるだろうということである（なぜなら，68％の正確さはたいてい，仮説的なシナリオを用いた研究で報告されているものだからである）．

仮説的な代理意思決定の3分の1近くが患者の希望と合わないという事実は，いくつかのポイントにおいて差し引いてとらえておくべきである．第一に，「正確さ」という論点は，動かない対象，ヘルスケアの選択が個人の中で変わらないことを想定している．しかし実際のところ，かなりの割合の患者が生命維持のための介入に関して考えを変えている．そういった介入を最初は受け入れたにもかかわらず，後に断る患者は半数にも上る（Emanuel et al., 1994）．（3年隔てた）2つの調査で，818人の医師が終末期医療の希望について比較した最近の研究によると，とにかく積極的な治療を望んでいた患者の5人に1人が考えを変え，最初積極的な治療を望み，それを維持していた者は5人に2人しかいなかったということがわかった．事前指示のない人は2倍以上，考えを変えやすかった（Wittink et al., 2008）．第二に，代理人を指名することの価値は，単に「正確な」決定を求めるだけでなく広範にわたるということがある．透析患者に関するある研究で，認知症によって将来同意能力を失うという場合，「最善の利益にかなうなら事前指示を無視する」ことについての裁量をどのくらい代理人に認めてもよいかということが患者に問われた．31％は「完全な裁量」を認め，11％は「多くの裁量」を認めてもよいという結果であった（Sehgal et al., 1992）．したがって，10人中4人以上が，将来もたらされるものによっては自身の明言した希望を無視することすら許すほど，代理人に絶大な信頼を置いているのである．

代理判断基準の背景にある個人の自律性という枠組みにもかかわらず，ほとんどの末期患者は，（代理判断という形式での）自身の希望と，愛する者あるいは医師の見方を組み合わせることを好むという事実があるので，代理人や医師は，少しは安心できる

だろう（Nolan et al., 2005）。

最善の利益基準

　たとえある状況において，患者のもっともらしい希望がわかっていない，あるいは知ることができないとしても，決定の必要性はある。しばしば，患者の「もっともらしい」希望が何であったかがはっきりせず，ある希望を患者のものとするにはあまりに根拠が薄いことがある。決定は独断的であってはならないし，何らかの基準が用いられねばならない。少なくとも以前は同意能力のあった成人にとって，最後の頼みとなる基準は，最善の利益基準である。この基準は単に，決定は潜在的なベネフィットと害のリスク，あるいは提示された治療に関わる負担のバランスに基づいてなされるべきである，と言っているにすぎない。

　簡単に明言したが，最善の利益基準にはいくつかの限界がある。そのもっともわかりやすいものは，何が患者にとって最善であるかについて異なった見方があるということである。人間存在を一定の形で維持する治療（例えば，永続する意識不明，集中治療への依存など）は，「不毛である」と考えるべきであり，患者あるいは代理人の同意がなくても続行あるいは提案されるべきではない，という見方を支持する人もいる（Schneiderman et al., 1990）。一方で，クオリティ・オブ・ライフ（QOL）に基づくこのような一方的な行動をすべての人が支持するわけではない。最善の利益基準の使用は，「個人的価値，あるいは他人の生命の社会的有用性，または他人にとってのその生命の価値，これらの評価」に踏み入ってはならない，とある裁判所は警告している（In re Conroy, 1984）。

　これらの留意点はあるものの，最善の利益基準は重要な委員会や判例法による多大な支持と正当化を受けた重要な基準であり（In re Conroy, 1984；President's Commission, 1982），負担と治療のベネフィットの考慮に基づき，生命維持治療を差し控えるか撤回することも許される。

基準の組み合わせ

　上述した通り，法的定義においてすら，代理意思決定の基準は，最善の利益基準と代理判断基準に明確に分けられていない。例えば，最近のイングランドとウェールズの Mental Capacity Act（2005）では，代理意思決定に最善利益の根拠を明白に要求して

いる．しかし，この最善利益の定義には，「(a) 個人の過去，現在における希望と感情（特に，同意能力があった時に書かれた関連する記述），(b) 個人に同意能力があったとして，その決定に影響を及ぼすであろう信念と価値，(c) 個人がそうできたとして，考慮するであろう他の要素」が含まれる．明らかに，単に「最善の利益」という用語が一様な意味をもつとは思えないし，意思決定に臨む代理人を保佐する人は，その権限で適用できる基準を知っておくべきである．

実践的見地からいえば，ほとんどの患者は，その医療的決定を，自身の希望と医師の勧めあるいは専門知識との組み合わせにより行うことを望むのが現実である．がん，心不全，あるいは筋萎縮性側索硬化症（ルー・ゲーリック病）の患者への最近の縦断研究によると，意思決定の共有に対するそのような希望はかなり安定しているということが明らかになった（Sulmasy et al., 2007）．

II. 精神科における事前指示

第3章で見てきたように，治療への同意能力の喪失は精神科の入院患者の間ではよくあることである（Okai et al., 2007；Owen et al., 2008）．その病状の悪化が入院加療や意思決定能力の喪失につながりうる重い精神疾患を持つ人にとっては，精神科における事前指示を用いることが役に立つことがある．精神科における事前指示は普及してきているが，伝統的な医療事前指示と異なる可能性があり，少し議論しておくのが有益であろう．

● 概説

精神科における事前指示は，統合失調症や双極性障害といった重く慢性的な精神疾患の患者にとって，総体的で長期的な治療計画の一部としてもっとも良く考えられたものである．危機ないし悪化への対処計画として，患者特有の治療反応の経過ないしは患者の希望を細かく取り入れることができる．したがって，それはふつう同意能力評価について特別なコンサルテーションを必要としない場面（例えば，精神科クリニックないし精神科病院）で用いられる．精神科における事前指示の問題においては，同意能力についてのコンサルタントとしての役割というより，むしろ精神医学的ケアの提供者としての役割を果たすことを求められるよう

INFO

▶優れた情報源として、全米精神科事前指示情報センター（National Resource Center on Psychiatric Advance Directives）(http://www.nrc-pad.org) を参照。

である。

精神科における事前指示は，向精神薬の薬物治療，ECTのような身体的治療，入院加療，場合によってはある種の治療の拒否を含む特別な治療戦略に関する希望を記録するのに用いられる。それはまた，代理意思決定者を指名することにも用いられる。このような指示は，特定の精神医学的治療に同意する能力が患者にない場合，役に立つだろう。なぜなら，治療チームは裁判所に申請することなく必要とされるケアを提供できるからである。また，提供者と患者が精神科における事前指示を用いて一緒に危機介入のための戦略を練る場合，治療同盟や治療に関連する問題への患者の理解が改善されるだろう（Elbogen et al., 2007；Swanson et al., 2006a）。

精神科における事前指示は一般医療における事前指示と類似の要素を含んでいて，それは医学的治療における同意能力を失うリスクがより高い精神科の患者にとっての医学的治療への希望に関連している。これらやほかのさまざまな理由により，このような指示の利用を増やすための相当な努力がさまざまなグループによってなされてきた。

● **精神科における事前指示に関連する特別な論点**

ほとんどの事前指示と同様に，精神科においても実際に書き上げる割合よりも関心を持たれる割合のほうが大きい。精神科の外来患者の大多数が精神科における事前指示を書き上げることに関心を表明しているにもかかわらず，アメリカの5都市における最近の患者への調査で，このような指示を書き上げているのは患者の約4〜13％であることが示されている（Swanson et al., 2006b）。上述した通り，このことは，事前指示を書き上げるのを促進するという形での医師と患者の協働が，書き上げる割合や理解，満足を高めるということのよい証拠である。

約半数の州には，精神科における事前指示について規定する法令があり，他のすべての州では，（医療における永続的委任状ないし医療委任状の法令といった）既存の一般医療における事前指示の仕組みを用いることができる。法令の記述の仕方が多様なので，その州特有の規定を知っておくことが重要である。臨床における意思決定に特に関連のあるポイントを以下に挙げる。臨床家は自分の地域の状況を，よく知っておくべきである。

第一に，一般的な医療委任状の権限は，通常ECTや向精神薬

BEST PRACTICE

▶臨床家は自身の地域の精神科における事前指示に関する規定を熟知しておくべきである。

の薬物療法，精神科入院加療といった「特別な治療」の決定には及ばないが，ある種の精神科における事前指示の法令では，（患者に明示されていれば）医療委任状の権限をそのような決定を含むように拡大させることもできる。第二に，精神科における事前指示の法令をもつ多くの州では，指示書の下での治療の開始の前に，裁判所が患者の意思能力の状態を評価する必要はない。ほとんどの州では，治療する臨床家による患者の治療同意能力の決定で十分である。第三に，患者は「ユリシーズの契約」を書くことができる。つまり，ほとんどの州では，危機あるいは増悪の時には指示書に従って，患者の意思を無視することを治療提供者に許可するように，精神科における事前指示を書くことが可能である（Henderson et al., 2008）。しかし，最近，このようなユリシーズ契約を許可しない州の法令もある（ニュージャージー州やワシントン州）。

第四に，おそらくもっとも議論のあるところとして，臨床家の間では，精神科における事前指示が，臨床家が必要と判断した治療を禁止することにつながるという懸念がある（Srebnik et al., 2004）。精神科における事前指示の内容にかかわらず，精神科病棟への強制入院を要するという危険性に関する基準は優先すべきである。一切の治療を拒否するという内容の精神科における事前指示をもつ患者が強制的に精神科病院へ入院させられる場合を考えてみればよい。もしそのような指示を無視できないなら，病院は「治療することも退院させることもできない」患者に直面せざるを得ないだろう（Appelbaum, 2004）。調査時に「一切の治療を拒否する」事前指示を受け取らないと明言する臨床医の割合は有意に高く，その拒否の理由が妄想にある場合，その割合はさらに高くなるだろう（Wilder et al., 2007）。最近の特定の精神科における事前指示の法令では，危機介入に抵触したり，非現実的であったり，強制的な拘束状態を拒んだり，「地域における実践的な基準」に抵触したりする事前指示には臨床家は従わなくてよいとされている（Swanson et al, 2006a）。しかしこうした「無視」の条項の位置づけには不明確さが残り，**バーモント州立病院におけるハーグレーブの症例**（Hargrave v. Vermont）に関する第二巡回区控訴裁判所の決定では，バーモント州の「無視」の法令は連邦のアメリカ障害者法と矛盾しているとされた（Appelbaum, 2004；Swanson et al., 2006a）。

要約すると，精神科における事前指示は，患者と臨床家の協働

的な治療関係を構築する上でのツールになる可能性があり，状態がもっとも悪い時に受ける治療の種類についての患者の意見を取り入れることができ（そしておそらく，その意味において），臨床家の治療の質を高めるものである。患者の側の要望が強くあり，臨床家の間には一般的に受け入れられており，ほとんどの州ではこのような指示についての規定が作られている。しかし，特定の将来における決定の範囲を明らかにしようとする際に，必然的に生じる不安定な問題と同様に，実践において考慮されなければならない権限の重要な違いもある。

III. 裁判所の決定が必要な場合

　総合病院の場における治療同意能力評価の大部分は，直接患者の医療意思決定に取り入れられるが，裁判所の決定が必要となる場合もある。

● 自身でケアできない場合

　総合病院の場においてはおそらく，裁判所の決定が必要になるもっとも一般的な理由は，一人で生活していたものの，もはや安全に生活できなくなった高齢の患者が，介護施設への入居が必要になった場合である。例えば，配偶者の助けでなんとか暮らしてきた進行性の認知症患者（実は，その障害の程度は配偶者の努力によって覆い隠されてきた）が配偶者の死後急激に悪化し，もはや一人では生活できなくなるような場合である。このような人々にとって，総合病院は独立した生活から依存的な生活への社会的な転換点としてしばしば役に立つ。慢性疾患の増悪（薬の飲み忘れによる）のための入院，あるいは精神状態の変化に伴う一見些細な問題（例えば，尿路感染症）は，いずれ後見人の問題につながる。明らかに同意能力のない患者や，危険な環境になる自宅に戻ることを主張する患者においては，裁判所の決定を得る以外に選択肢はないだろう。世話をする家族が患者の後見人になるよう申請するのが理想ではある。しかし，患者に家族がいない場合，あるいは代理人を雇う金銭的収入がない場合，病院が裁判所に後見人を付けるよう申請する必要が生じることもある。同意能力の決定が居住場所を決定する能力を含む場合，同意能力の評価者は特定の法令や手続きを知っておく必要があり，これはしばしば後

見人に関する州の特定の規定に関与している。

● **特別な医学的治療ないし処置**

　ある種の医学的介入については議論が絶えない。というのも，それは患者をリスクや負担，害，侮蔑にさらすおそれがあり，患者の福祉ないし希望に沿わず，他の誰かのベネフィットに役立ってしまうためである。抗精神病薬やECT，精神外科といった精神医学的介入にとっての第一の関心は，社会的規制のために医学的処置を用いることの問題である。多くの州では，精神科病棟への強制入院の根拠（たいてい，患者の福祉と患者から影響を受ける人への考慮に基づいている）は，向精神薬による薬物療法あるいはECTを伴う強制的治療の根拠（たいてい患者の医療的意思決定無能力による）とは異なる。このような州では，裁判所が患者に同意能力がないと決定した場合，治療を拒否しているが強制入院させられた患者は，意思に反して治療を受ける以外にない（Appelbaum, 1994）。

　精神外科の場合，おもに長期入所していた何千人という患者が，抗精神病薬が出現するまでの1930年代から1950年代にかけて，規制のない神経外科的実験に当たる手技にさらされていた（Valenstein, 1986）。近年，また別種の精神外科への関心が再燃してきており，それには難治性うつ病治療（Mayberg et al., 2005）や，嗜癖，暴力的な行動障害，さらには拒食症（Elias & Cosgrove, 2008）のための脳深部刺激への関心が含まれる。治療の場においては，ほとんどの州は現在，同意無能力患者への精神外科を禁じているか，裁判所の承認の下でのみ許可している。研究の場においては，規制のない乱用がはびこった20世紀初頭と異なり，現在ではあらゆる実験的な精神外科は研究倫理審査会（アメリカでは施設内倫理委員会ないしIRBと呼ばれる）の許可と，患者・被験者のインフォームド・コンセントを受けなければならない。いくつかの州では最近，精神外科の実験について代理人による同意を特に禁止する法令が制定された（Code of Virginia, 2002）。

　ひどい乱用の歴史を持つもう一つの「異常な」介入は不妊手術である。20世紀初頭，不妊手術は優生学の運動の一環として広く唱えられた。実際，著名な法学者オリバー・ウェンデル・ホームズは，Buck v. Bellの中で1927年の大多数の意見として，「痴愚は三世代で十分だ」という意見により不妊手術を正当化した（Lombardo, 2008）。知的に遅れている，または精神を病んでいる，

あるいは投獄されていると思しき女性は同意なしで不妊手術を施された（Committee on Bioethics, 1999；Dubler & White, 1995）。アメリカではこの時代，約6万人に不妊手術が施されたと推定されている（Reilly, 1991）。今日では，知的能力が低い人への不妊手術には裁判所の許可が必要であり，専門学会では熟慮されたガイドラインが採用されている（Committee on Bioethics, 1999）。

● 患者が代理人あるいは臨床家による決定に反対する場合

　裁判所の決定を要するもう一つの状況は，同意無能力者が，代理人の決定，あるいは患者に同意能力がないとする同意能力の評価者の決定に反対する場合である。患者の代理人が代理人事前指示で明白に指名されていたとしても，これは起こりえる。ほとんどの医療における代理人の法令では，患者の積極的な反対を無視する権限を代理人に与えていない。たとえ正式に同意能力の評価を行った医師によって，その患者が同意無能力と見なされたとしてもである。

● 代理人がいない，資格がない，あるいは対立がある場合

　ある医学的介入が，リスクに対してベネフィットの割合が非常に高いがかなり侵襲的なものである場合—例えば，比較的緊急の神経外科手術など—緊急の審理を要するか否かを決定する必要が生じるだろう。（たとえ混乱し錯乱していても）患者に意識があり疎通が保たれ手術を拒否している場合は特にである。（インフォームド・コンセントの正当化に異議を訴えるような）緊急事態と，緊急の審理が最善の選択である状況との間に，明確な線引きがない場合がある。一般に，裁判所における手続きを支持する要素には，①家族代理人あるいは医療における代理人の不在，②その地域で緊急の審理を利用できること，③手術の相対的な侵襲性，④介入のためのリスクーベネフィットの割合がクリアカットではないことが含まれる。

　代理意思決定者が—その人が事実上の代理人，医療委任状，永続的委任状，後見人のいずれであろうと—義務を果たせないと治療チームが確信した場合は，裁判所への申請に至るケースがある。例えば，認知症あるいは認知機能障害の徴候がある高齢の配偶者は代理人として意思決定を遂行できないだろう。加齢はアルツハ

イマー病の最大のリスクファクターであり，高齢の同意無能力者の高齢配偶者は，自身もかなり障害を有しているであろう。明確に述べられた患者の望みに反したことをしたり，代理判断のための情報が不足している場合に，明らかに患者のベネフィットにならず，おそらく代理人の個人的なベネフィットのためになることを行おうとしたりして，代理意思決定者が役割を果たさないこともある。

代理人になることができる可能性のある人の間で解決できない対立がある場合，裁判所は誰が患者に代わる最終的な意思決定の権限を持つかを決定しなければならない。医療委任状のように正式に指名された代理人がいない患者のために，上述した通り，ほとんどの州には事実上の代理人による治療の法令があり，またたとえそのような法令が存在しなくても，正当な代理意思決定者として「近親者」を当てるという強い伝統がある。代理人を指名する代理人による治療の法令の多くは序列を規定している。しかし，それでもなお裁判所の決定を必要とするような対立がありうる（例えば，成人した子供2人のような，優先順位に差のない2人が対立する場合である）。

後見人が求められるべきもう一つの状況は，重大な医療的決定に直面しそうになっている同意無能力患者にとって，代理意思決定の他のメカニズムが利用できない場合である。例えば，時々以下のような状況に陥る人がいる。居住形態の精神科施設（あるいは成人の知的障害者のための施設）の長期入所者が，新たにがんと診断されて総合病院に入院することがある。その患者には家族も後見人もいない。その患者の予後が悪くないと想定しても（例えば，治る可能性が60％で，回復する場合のQOLが良好であるとしても），治療は負担になるし，長く，かなり不快なものになるだろう。このような患者にとって，負担になる治療を続けるかどうかという問題ばかりでなく，将来的に一連の重要な医療的決定が必要となる可能性がある。将来の決定それぞれについて，遅々として進まない行政上あるいは法律上の手続きを踏まねばならないなら，それは患者のためにならない。長期にわたって治療チームや，同様に病院の倫理委員会ないし倫理コンサルタントと協働できる，経験豊かな後見人をもつことが，患者にとって最善のシナリオである。残念ながら，後見人の法令やリソースは州によって多様であるし，また，治療チームが，患者の最善の利益に気を配ることができて法的に権限のある意思決定者を率先して確保す

ることが必要でもある。

　上述のケースと少し異なるが，より一般的なケースがある。つまり，同意無能力で，代理意思決定者がいない集中治療室（ICU）の患者である（White et al., 2007）。7か所の医療センター（東，西海岸のセンター）における最近の研究によると，ICUでの死亡の5.5％（範囲：0～27％）は同意能力がなく代理人のいない人であった。そのケースの81％で，生命維持治療の限界がICUチームあるいは他の医師との相談で決定され，97％で，ほとんどの主要な医学会で推奨される司法的再審理を欠いていた（White et al., 2007）。このことは法的にも，臨床的にも十分に議論されるべきである。

　代理人がいない同意無能力患者のケースに言及している代理治療の法令があり，裁判所を巻き込まない手続きが規定されているということは注記しておくべきだろう。例えば，アリゾナ州の法令では，医療提供者が病院の倫理委員会との相談の上で患者に代わって意思決定をすることができると明白に認めている。委員会が利用できない場合，治療する医師は第二の医師と相談せねばならず，彼らの同意があって初めて治療チームは決定を下すことができる。ニューヨーク州では，2人の医師が蘇生は「医学的に無益である」ということで一致すれば，DNR（蘇生しない）の指示が患者に対して書かれる。しかし，法的状況は州によって多様である。これらの問題に関して，それぞれの権限における法令を学ばなければならないし，そうした規定を自身の施設で解釈する実践を積み重ね，確立していかなければならないことは明白である。

Ⅳ. 難しい決定に直面した同意能力のある患者

　治療同意能力の査定に関する書籍では，同意能力のある患者との協働については章が設けられていないか，あっても短いようである。特に患者に同意能力がある場合，同意能力について決定が下され，相談しているチームに伝えられれば，同意能力評価者の仕事は終わりなのだろうか。著者は治療同意能力の評価は法的観点からだけではなく，臨床的観点からも考慮される必要があると主張してきた。本書で支持されるアプローチは，治療同意能力の決定は─他の，より明快な「法廷の」評価とは違い─，すべての

臨床的問題の一部であるというものである。同意能力の評価の最中は（そしてその後も），同意能力評価者は臨床家であり続けるべきである。

● 多様な自律性

　自律性の概念は現代医学と医学倫理において支配的な位置を占めるようになった（Schneider, 1998）。この用語はしばしば直感的に，自己決定権，選択権，家父長主義からの自由といった概念やその他の関連概念と同一視される。哲学理論では専門的な用いられ方に多様性があるが，現代医学では個人の意思決定の独立性を示すためにおそらくもっともよく用いられている（Manson & O'Neill, 2007）。この用語が医師の家父長主義に優先する患者の権利を説明するのに用いられる場合，それは対立的であり，線引きするような性質をもつ。この独立性の考えが極端になると，自律性の重荷が「強制された自律性」の一種として患者にのしかかる可能性がある（Schneider, 1998）。生命倫理において現在支配的な，この高度に個人的な枠組みで理解すると，同意能力の評価が終わると，臨床家でさえその役目を終えてしまうのはなぜかということを理解するのは難しくない。患者に同意能力があるなら，患者が望むことを決めるために干渉してはならないということである。結局，医療的決定における自己決定権は，法令で解されるような「ほぼ絶対の権利」なのだろうか（Meisel, 1998）。

　しかし臨床家は，同意能力のある患者がもつ治療を拒否する権利を尊重することと，専門家としての義務の限界を混同しないよう気をつけなければならない。そうすることによって，患者に権利を捨てさせるリスクを冒すことになる。強制と放棄の間には無視できないほど大きな隔たりがある。というのも，まさにその隔たりにおいて臨床家は機能しなければならないためである。この隔たりを見誤り，患者を意思決定に関与させることに失敗する原因は，法律尊重主義と患者の自律性を対立的に見ることから生じる誤った二分法にある。患者が選択権を行使するためには，家父長主義の医師を寄せ付けてはならない。しかし，患者の選択権の中でも，医師は自身の意志を押し付けることなく患者に関与することができる。医師はこの隔たりを認識するために自律性の概念を用いねばならないと言えるかもしれない。それは「ベッドサイドにおける自律性」とでも呼びうるものである（Kim & Cist, 2004）。

● ベッドサイドにおける自律性

　同意能力のある患者が，ローリスクで潜在的にベネフィットの大きい介入—ほとんどの患者に受け入れられるような治療—を拒否していると想定しよう。事実，臨終の日において，患者に同意能力があるなら，臨床家の法的限界は明らかであり，患者の選択が尊重されなければならない。しかし，臨床の感覚では，患者の自己決定を尊重し促進するということには，単に患者が望むことなら何でもするということ以上のものが求められる。そして患者が望むことを保証することが，真に患者が望むことなのである。重度の痛みが十分に処置されない患者は治療の拒否によって死を望むかもしれないが，そのような希望が**熟考された希望**であるとは考えにくい。このアイデアは，良好な意思決定を阻むもっとも明確な障害は少なくとも取り除こうというものである。これらのいくつかは臨床家の管理下で扱われるが，ここで短く論じることにする。

　第一に，患者をもっとも困らせている症状は適切に処置されているだろうか。痛みの処置は明らかに問題だが，吐き気や息切れ，不眠，便秘のような他の症状も，大きな医療的決定に直面しなければならない重症患者にとってかなりの負担になりうる。

　第二に，しばしば治療されない，あるいは記述されていない顕著な精神医学的状態がある。大うつ病がわかりやすい例である。その症状（疲労，浅眠，食欲減退，無気力など）が重い疾患に共通のものなので，うつ病は見落とされやすい。医学的状況の不確定性は不安を麻痺させることもある。物質依存や痛みを引き起こす医学的問題をもつ人は，痛みの処置が十分に行われないリスクにさらされており，しばしば患者と治療チームの対立につながる。圧倒されやすい患者や，コーピング様式（あるいはその欠如）によって治療チームに過度の対人関係上の負担を押し付ける患者もいる。自分が置かれている状況に無力感あるいは怒りを感じるパーソナリティ障害患者は，治療チームにも無力感（そして怒り）を急速に抱く。そのような患者は不可解なことだが，自己破壊的に，そして（あるいは）反感を買うように振る舞うように見える。そして治療チームはしばしば精神医学のコンサルタントに状況を何とかするよう助けを求める。

　第三に，たとえ精神医学的状態や厄介な症状がなくても，治療チームと患者の間に一定の誤解が生まれ，それが認識されていな

いことがある。これは文化や社会経済的な障壁，あるいは個々の患者とチームメンバーに特有の問題によるものである。このような問題を解き明かすには，患者と過ごす時間，注意深く丁寧な対話，患者の拒否の意味を探ることが必要となる。

まとめ

　30年近く前，生物医学と行動研究における倫理的問題の研究のための大統領諮問委員会は賢明にも，「同意能力を評価する者は，ある特定の患者に同意能力がないかどうかという問いに対する答を提供することで満足してはならない」と主張した（President's Commission, 1982, p.173）。具体的には，委員会は，評価者が同意能力を決定する上での障害もまた取り除く注意を払うよう促した。しかしこの点はより広い文脈を含んでいる。同意能力の評価者は，早く相談してもらうようしばしば積極的な役割を果たさなければならない。同意能力の決定はその役割のほんの一部に過ぎない。その役割には，難しい決定に直面した同意能力のある患者のしばしばもろい「自律性」をはぐくむことも含まれる。代理意思決定の，時には係争となる海域をチームと代理人が航行するのを助けることも含まれる。また，時には，チームが裁判所の公的見解を求めるのを助けることも含むかもしれない。したがって，評価者の役割に含まれる仕事の幅はとても広く，同意能力の査定という仕事を，難しいが常に魅力的なものにしている。

BEST PRACTICE

▶同意能力のある患者であっても，よい意思決定のために次のようなことが障壁となっていないか注意すべきである。
・痛みや他の負担となる症状
・精神医学的状態
・文化，社会的役割，あるいは患者と治療チームの間の権力の違いに起因する誤解

研究参加への同意能力

chapter 8

　統合失調症やアルツハイマー型認知症をはじめとする精神疾患は，患者の同意能力に大きな影響を及ぼす。われわれは，現在のところアルツハイマー型認知症の進行を止めることはできず，統合失調症は依然慢性進行性に経過する。このような疾患にかかった患者の治療を進歩させるには，研究が必要である。しかしながら，このような疾患でみられる脳機能の障害による全般的な認知機能と意思決定能力の低下により，研究参加へのインフォームド・コンセントの能力がないことがしばしばあり，倫理的な問題を引き起こす。

　意思決定の障害を持つ患者を対象とする研究はますます一般的となっており，研究一般の倫理面への社会的関心が高まっていることもあって，研究対象者の同意能力評価もまた必要性を増している。例えば，意思能力が障害されている可能性のある患者を対象に行う臨床研究の手続きの中に，同意能力評価を組み入れることが一般的になりつつある（Stroup et al., 2005）。このような能力判定から得られた情報は，さまざまな方法で用いられる。すなわち，同意能力がないと判定されれば，研究から除外されたり，代諾者の同意に基づいて参加したり，患者が研究参加を希望すれば，さらに教育を加えてみて同意能力が改善するかをみたりする。

　この章では，研究参加への同意能力をどのように評価するかを解説する。おおまかには，治療への同意能力評価とさまざまな点で似ている。しかしながら，研究は臨床とは異なり，臨床が患者のベネフィットを最優先としているのに対して，研究の主な目的は科学的な知見の創出であり，患者の福祉もまた研究の一つの目的である（Henderson et al., 2007）。この違いから，同意能力評価のプロセスが一部異なる。

　もう一つの違いは，同意能力の評価者が実際に評価を行う段階だけでなく，研究計画のより早い段階からの関与を求められる点である。ほとんどの研究プロトコールは，事前に各施設の倫理委員会［アメリカでは Institutional Review Board（IRB），他の国で

INFO

▶研究は，臨床と異なり，参加者である患者のベネフィットは主な目的ではない。

は Research Ethics Committee（REC），あるいは Research Ethics Board（REB）と呼ばれている］で承認を受ける必要がある。そして，どのように同意能力を評価するかもあらかじめ検討される必要がある。この章では，精神神経疾患の研究者や同意能力の評価者が倫理委員会に申請する際に役立つよう解説した。

I．歴史と法的側面

● 歴史

　研究に関しては，主な目的は科学的知見を生み出すことであり，例えば臨床研究は，研究参加者の利益が第一目標ではない（参加者の利益はありえるし，そのような直接的な利益を望むことは間違いではない；Henderson et al., 2007）。この本質的な違いから，（その頃はインフォームド・コンセントとは呼ばれていなかったにせよ）インフォームド・コンセントの必要性について非常に早くから認識されていた。例えば，Sir William Osler は，1907 年にイギリス王立生体実験委員会に Major Walter Reed により 10 年前に行われた黄熱病の研究について検証するように求めた（Jonsen, 1998）。その研究では，Reed は 25 名のキューバ人とアメリカ兵に対してコントロール実験を行い，黄熱病患者を吸血した蚊に暴露する一群と患者に汚染された寝具を使う一群を設けた（Jonsen, 1998）。この参加者は，実験の目的とリスクが書かれた契約書（おそらくは最初のインフォームド・コンセント書類）にサインし，かなりの額の報酬を受け取った（黄熱病を発症したかどうかにより 100 ドルから 200 ドル）。Osler が委員会からヒトに対して病気になる可能性がある実験を行うことがモラルに反するかどうかについて尋ねられた時，彼は「参加者が**条件に関して十分な説明を受けた上で，参加者自身からの参加意思の表明がなければ，モラルに反することになる**」と答えている（Jonsen, 1998, p. 131 に引用）。

　治療と研究の本質的な違いは，1900 年の Prussian 規則ですでに正式に認識されている（Vollmann & Winau, 1996）。後に 1931 年，ドイツの規則の中ではインフォームド・コンセントの原則についてより詳しく解説されており，「実験的な治療については，参加者か法的な代理人が，事前に関連する情報を与えられた上で明確に手続きに同意した後でしか行うことはできない」としてい

る（Sass, 1983）。このように，ナチスの医師による人体実験の裁判で宣言されたニュルンベルク綱領が，研究参加者の自発的同意が不可欠であり，適切な情報が「説明を受け理解した上での意思決定」のために必要であることを述べた最初の文書というわけではない。ニュルンベルク綱領は，同意のための開示の内容について「実験の性質，期間，そして目的，方法と手段，すべての予測される有害事象，そして健康に与える影響」と，より詳しく述べている（1998）。このように，研究においては，治療においてインフォームド・コンセントが一般的になるかなり前から，参加者から単なる同意ではなく，インフォームド・コンセントを得る必要があるということが認識されていた。実際，研究への同意に関する発展が，われわれが現在行っている治療におけるインフォームド・コンセントの原則を形作ったことは疑いない（Manson & O'Neill, 2007）。

● 現在の法的状況

現在のアメリカの研究へのインフォームド・コンセントに関する法律は，連邦監督の第45条，46項（アメリカ厚生省，2005年）によるもので，インフォームド・コンセントのために必要とされる開示については綿密で包括的に述べられているが，同意能力評価の基準については，連邦規定は何も触れていない。同意能力を欠く者を対象とする研究に特化した新しい州法のいくつかでは，同意能力の基準について触れられている。例えば，ニュージャージー州の2008年の法律では「同意無能力」について，以下のように定めている。

> 提案された研究的介入について，診断や予後，負担とベネフィット，リスク，そして代替手段を含むその性質や結果を自発的に論理的に考え，理解し，評価することができないこと，そして説明を受けた上での意思決定をすることができないこと。すべての成人は，決定を受けないかぎりは同意能力があるとみなされ，さもなければこの章や他の州法の条項に準じることになる。

この条項ではさらに，同意能力の評価者は「提案された研究と関係がない担当医で，医学的に一定の水準を満たしている必要がある」としている。この内容は，治療に対する同意能力における記述と非常に似ており，理解しやすいだろう。実際，その他の最近の法律の中で，例えばバージニア州における条項では，同意無

能力の定義と基準について，単に同じ州法の医学的治療に関する条項を参照するように定めている。次にみていくように，研究倫理に関して治療への同意における意思決定の障害と近いものとして扱う傾向があることから，いくらか明確化する必要がある。

II. 概念的問題

第2章では，この同じ項目の中で2つの主な問題を扱った。すなわち，一つは同意能力について4つの能力モデルと，さまざまな法律，指針，そして判例における基準との関係に重点をおきつつ解説した。もう一つは，同意能力の最近の原則について，（診断ではなく）機能に基づく同意能力の概念とリスクの大きさに関連した同意能力の閾値の設定に特に焦点をあてながら解説した。それでは，これらの問題は，研究においてはどのように適用することができるだろうか。

● 研究における同意能力の基準

研究における同意については，法律や規則では，治療に関する同意よりさらに解決されていない問題がある。もし司法の分野で同意能力が障害された人を対象とした研究に適用できる法令や規則があれば，評価者はもちろんそれらの必要条件に従う必要がある。しかしながら，そのような法令があったとしても，その同意能力の基準に関する記述は非常に幅広く，十分な臨床的解釈を要することから，本書で解説している一般的原則や実践方法には価値があるはずだ。多くの法律でそうであるように研究参加の同意能力について基準がない法律の場合は，治療への同意能力に関する条項や基準を手引きとして参照することが推奨される。

どちらの状況であっても，4つの能力モデルが，研究参加への同意に関連する不可欠な能力の評価を理解するための包括的な枠組みを提供してくれるはずである。このように，ここでも第2章と同じ手法を用いることができる。すなわち，4能力モデルを用いることで，たいていの法律条項や指針における基準を全般的にカバーできるだろう。実際，国家生命倫理委員会（1998年）などの最近の国家委員会では，報告書の中で明確に4能力モデルを用いている。4能力モデルは，概念的，そして法的な基盤があるだけでなく，このモデルを使用した比較的多くの経験的データが特

に研究に関連してあることから、良いスタート地点になる。次にみていくように、研究参加への同意取得という状況は比較的標準化されていることから、精神神経疾患や身体疾患の患者の意思決定能力を研究するのに理想的な状況といえる。

● 研究参加のインフォームド・コンセント取得のために開示すべき要素

開示すべき要素はどのようなものだろうか？ 州法と連邦規則の間で食い違いが生じる可能性がある。前述の通り、州法では、同意能力の定義のところに挙げられているように、例えばニュージャージー州の法律では、「診断や予後、負担とベネフィット、リスク、そして代替手段」といった明らかに治療への同意と同じ開示の枠組みを用いている。しかしながら、この意思決定は研究に関するもので、治療に関するものではないということ、すなわち研究目的など、いくつか鍵となる要素が残されている。

連邦規則の研究参加のインフォームド・コンセントについての開示に関する必要条件は、8つの項目（**表8.1** 参照）と「該当すれば」満たすべき6つの追加要素からなる（45CRF46.116b）。

州法と連邦規則との間で必要とされる開示内容についての食い違いがあるとすれば、評価者はどうすべきだろう？ 理論的な答えとしては、連邦規則を優先し、少なくとも連邦規則のリストにある項目はもらすべきではない。なぜなら、患者が**研究対象者**として行う意思決定の性質を正確に特徴づけるために必要だからである。例えば、対象者が求められているのが、研究への参加であるという決定的な事実を忘れてはならない。なぜなら、研究の主なゴールは参加者への治療の選択肢を提供することではなく、知

表8.1　連邦規則に定められた研究のためのインフォームド・コンセントの必要条件

1) 研究目的であること、目的と手段
2) 予見されるリスクや不利益
3) 期待されるベネフィット
4) 対象者にとって有益な可能性のある代替治療
5) 個人情報保護の方法
6) 有害な作用が生じたときの対応、もしあれば治療法
7) 質問の受付先
8) 参加が任意であること

見を得ることだからである。実践的な答としては，州法の条項にある必要条件は，治療への同意能力をもとに定められており，連邦規則と食い違っているというよりは不完全であり，連邦規則のガイドラインを用いることで州法の必要条件も満たすはずである。

しかしながら，このような長い開示の項目リストを評価者はどのように評価に組み込めばよいだろうか。実践においては，IRBと研究プロトコールの審査者が承認したインフォームド・コンセントの様式をもとに同意能力の評価者が評価を開始することになる。しかしながら，インフォームド・コンセントの様式などの準備された書類があっても，情報が多すぎたり，不十分だったりすることがある。その意味で，すべての開示すべき要素について，例えば理解力を評価することはできない。事実，連邦規則のリストのうちのいくつかの要素は他の要素に比べておそらく倫理的に重要であり，その重要な要素を選択するべきである。評価者の仕事は，理解，認識，論理的思考などの**おおよその能力**を測定することであって，例えば対象者がインフォームド・コンセントの様式のすべての項目を本当に理解しているか包括的に評価することではない。開示すべき要素の妥当な選択のためには，MacCAT-CRなどのツールを用いることが非常に助けとなる（この章の後のディスカッションを参照）。

一方，インフォームド・コンセントの様式に含まれる情報が，同意能力評価者にとって不十分な場合がある。このような様式は，専門家以外の一般の人のために書かれていて，同意能力評価者は，専門用語を理解しやすいように翻訳したり，障害のある人のためにインフォームド・コンセントの様式の中には明示的には書かれていないことについての質問に答えることができるよう，いくつかの情報についてより深く理解しておく必要がある。そのためには，研究代表者と話すか，研究プロトコールを読む必要があり，理想的には両方しておくほうがよい。

● リスク—ベネフィットの計算は治療への同意の場合と異なる

研究チームは，対象者へのリスクを最小限にする責任があるが，対象となる個人の福利が研究の主な目的ではない。実際，研究におけるたいていの状況では，対象者は科学的な目的を達成するためにいくつかの利点をあきらめることになる（Lidz & Appelbaum,

2002）．このことが，ヒトを対象とした研究が行政監督のもとにおかれている理由である．同意能力評価にあたって，同意能力の閾値をこの異なるリスク—ベネフィットを考慮して設定する必要があることが示唆される．これはアルゴリズムに従って下せる決定ではなく，臨床的な判断になる．

III. 研究による知見とその限界

　研究参加への同意能力は，治療への同意能力と比べてより研究が容易である．なぜならすべての対象者が同じ意思決定を行うことから面接方法を標準化することがずっと簡単だからである．このように，同意能力に関する文献のかなりの部分は研究の同意に関するもので占められている．第3章で詳しくレビューしているので参照されたい．

IV. データ収集

● 面接のための準備

可能な実践の流れ

　成人の研究対象者と研究者が出会うとき，同意能力が存在することが前提となっている．同意を得ようとするものは，非公式にその対象者が同意することができるかを評価し，同意能力があるということに対し疑うような心配な点がないかをみる．治療への同意においては，治療チームが同意能力があるという前提に問題がないかを判断するが，研究においては，対象者の意思決定能力が障害されているかどうかと，同意能力評価を計画しておく必要があるかどうかについての判断は，一般的にIRBに任されている．しかしながら，このような計画をたてるための基準やガイドラインはない．そのような計画は，柔軟に特定の状況にあてはめる必要がある．例えば，いくつかのプロトコールでは，必要に応じて評価が行われるよう，一定の条件を満たした時にのみ評価者が同意能力低下の可能性がある対象者の評価を行うよう要請されることになっている．あるいは，プロトコールによっては，評価の必要性がある対象者はすべて正式な同意能力評価を受けるよう定められている．また，プロトコールのリスク—ベネフィットの分析

によって，その評価手続きがどの程度事前に定められているか，そして同意能力の閾値を事前に定めておくかが決まってくる。記録の必要性についても同様にばらつきがある。評価者をだれにするかや，その人が研究チームから独立しているかどうか，そしてそのような評価を行うにあたって，どのような資格やトレーニングが必要かについてもさまざまである（Kim et al., 2004；National Bioethics Advisory Commission, 1998；New Jersey, 2008）。

　上述の通り，同意能力評価者の専門性が，IRBへの申請や研究手続きの最終決定の前に必要となる。なぜなら，プロトコールの作成に彼らの助けが必要になるからだ。そして，治療への同意と同様，同意能力評価者は評価法の設定にあたって，利害関係者の影響を排除する必要がある。例えば，同意能力評価にあたってリスクの程度と関連して基準を決めるようにしておかないと，熱心すぎるIRBから非常にリスクの低い研究であるにも関わらず詳細な同意能力評価を指示されてしまう可能性がある。過剰に保守的でリスクに敏感すぎるIRBの性質については，最近よく話題になっている（Fost & Levine, 2007）。しかし，リスクの低い研究（例えば簡単な面接研究）では詳細な同意能力評価は必要なく，同意能力評価者の仕事はIRBを教育することかもしれない。

　同意能力評価がどの程度厳格で徹底的であるべきかは，対象者の属性やプロトコールのリスクとベネフィットのバランスによってさまざまである。もっとも簡単なものは，研究助手による非公式な印象に基づく判断である。これは，例えば，アルツハイマー型認知症の患者を対象としたほとんどリスクを伴わず，要注意の情報も扱わない研究やIRBの審査対象外の研究に適している。もっとも厳格なものは，経験のある研究から独立した精神科の専門家による詳細で妥当性のある同意能力評価ツールを用いたシステマティックで構造化された評価である。おそらく，このような評価は，初めてのヒトにおける脳外科的実験のようなハイリスクな研究を，同意能力が障害されている可能性のある対象者から同意を得て行う場合に適当だろう。

　しかし，その間のどこかに位置するような研究の場合はどうだろう？　現在のところ，広く受け入れられている基準や実践はない。対象者がインフォームド・コンセントに不可欠な要素について理解しているという事実を記録したり，さらに詳細な評価が必要かどうかを決定するための最初のスクリーニングとして使うことができる短い様式や質問票の開発に大きな関心が寄せられてい

INFO

▶研究参加への同意能力の普遍的な基準は存在しないが，評価にあたっては，その状況（研究プロトコールから生じるリスクとベネフィット）に合わせた機能評価（同意に関連する能力）の一般的原則にそって行われるべきである。

る（Palmer et al., 2005）。

研究プロトコールについての評価者の理解

　治療に関する同意能力の評価者が，患者についての情報（患者の状態，提案されている治療の選択肢，そしてその予想される結果など）を理解しておく責任があるのと同様，研究への同意能力の評価者も研究プロトコールと対象者に説明されている内容について知っておく必要がある。同意能力の評価を行う精神科の専門家は，研究者ではないことが多いが，それぞれの研究プロトコールがそれぞれの目的と手続き，リスクとベネフィットを持っているため，同意能力評価者として，これらを自身でいくらか勉強する必要があるだろう。

　これに関して，上述のように，評価者のために多くの作業が行われる。なぜなら，研究者とIRBは，法的に必要なインフォームド・コンセントの項目をリストアップした書類を作成することになるからである。規則では，実際，そのような様式は「理解可能」な言語で書かれなければならないと定めている（45 CFR 46.116）。同意能力評価者は，インフォームド・コンセントの様式に含まれる要素を熟知しておく必要がある。理想的には，研究代表者と研究プロジェクトの最初の段階で直接話し合って，目的，デザイン，そして他のプロトコールの要素についてきいておくべきである。

　評価者は対象者へのリスクと負担，そして研究に参加しなければ得られたはずのベネフィットについて十分知っておくべきである。対象者からは多くの質問が出る可能性があり，これらに対応するためにも，同意能力評価者はプロトコールについて次のことを知っておく必要がある。

・研究の目的は？
・研究は治療効果の検証を目的としたデザインになっているのか，それとも科学的な知見を得るため（すなわち，病態生理を明らかにする研究）のデザインになっているのか（あるいはその両方か）？
・研究はヒトを対象としたものとしては最初の研究で，介入の忍容性をみるだけのデザインで，対象者のベネフィットがまったく期待できないのか？
・あるいは，過去のコントロール研究である程度効果がみられている介入の効果を検証するためのデザインになっているのか？

- プラセボは作用のないもの（乳糖など）か，あるいは作用があるもの（対照のための手術）か？
- もしプラセボ比較試験の場合，対象者の状態に対する効果的な代替治療法が存在するのか，あるいは効果的な治療がないのか？
- 効果的な治療が存在し，プラセボを使用する場合，耐えられないほどの副作用が頻回に生じ多くの患者が治療を見送ったり，中断したりすることは，研究に参加する患者が必ずしも利益を逸しているわけではないのか？

さらに，研究の参加者についても重要な質問がある。

- 参加者はすでにいくつかの治療に反応せず，他の有効な治療の選択肢もないのか？
- あるいは，他の治療法で治療することができ，研究に参加することで得られる可能性のある利益を逸しているのか？

結局，鍵となる質問は，研究に参加することで，リスクにしろ，得られる可能性のある利益を逸することにせよ，対象者にとってどのような悪い結果が生じる可能性があるのかということにつきる。

● 構造化された検査法を用いることの適否

研究参加への同意に関連して同意能力評価者が評価にあたって標準化された検査法を用いるべきであるというのにはいくつかの理由がある。最初に，その性質上，研究プロトコールは対象者の選択やその手続きについて標準化されているということがあげられる。このように，研究参加への同意を得る状況では，参加の候補者に同じ意思決定のシナリオを提示することから，標準化された方法に適している。第二に，上述の通り，インフォームド・コンセントの様式は，評価のガイドとするにはたいてい長すぎるため，よく考えて項目を選択する必要があり，妥当性が検証され標準化された様式を用いることで，評価者の仕事はかなりやりやすくなる。第三に，研究補助レベルのスタッフであってもこれらの検査を十分な信頼性をもって施行し採点することができるという根拠となる十分なデータがある（Kim et al., 2001；Kim et al., 2007）。これにより，より効率的な二段階の評価が可能になる。同意能力評価者は，補助者により実施された最初のスクリーニン

グのデータを用いて，より焦点をしぼった面接を実施することができる。第四に，ある患者集団では，同じ検査を用いることで出版された研究データを，同じようなレベルのリスクがある研究についての同意能力の基準を定めることで，評価過程に利用することが可能となる（Karlawish et al., 2008；Kim et al., 2007）。

　上記の理由から，同意能力評価の計画をたてるにあたって研究チームにアドバイスする，あるいは計画そのものを実行するものは，実証データのある構造化された手法を用いるべきである。完全できっちり記録された評価を追及する必要性が高いほど，MacCAT-CR（Appelbaum & Grisso, 2001）のような，さまざまな研究対象グループについて妥当性が検証されている検査を使用する必要性が高くなる。しかしながら，リスクがより低く，集中的で形式的な検査を用いる必要性が少ない状況であれば，より短いスクリーニング検査で始めることが適切であろう（Palmer et al., 2005）。

　一つの重要な選択肢を見逃してはならない。ある種のグループ，例えば，研究参加の条件を満たす統合失調症患者では，介入により理解が改善することが十分なデータから示されている（Carpenter et al., 2000；Dunn et al., 2001；Moser et al., 2005；Wirshing et al., 1998）。これらの研究のほとんどは，さまざまな方法によりたいていの対象者の理解が改善させることができることを示しているので，意思決定能力を測定することに加えて，インフォームド・コンセントの手続きを最適化することにも力を注ぐべきであろう。

V. 解釈

● 能力の閾値を設定するにあたって考慮すべきこと

　研究においては，臨床とは異なるリスク-ベネフィットの状況があるため，いくつかの問題を考慮して同意能力の閾値を適切に設定することが重要である。第一に，リスクだけでなく，研究参加により失われた利益を考慮に入れるべきである。臨床研究参加中の標準的な状態を維持するための治療変更に関する制限は，どんなものであれ，対象者が自分自身の福利よりは，データの妥当性と信頼性を最大にするためにデザインされた研究に同意したことを意味する。第二に，リスク-ベネフィットの計算にベネフィ

ットとしてカウントできるのは，対象者自身への直接のベネフィットであって，研究が社会や科学へ与えるベネフィットではない。後者は，対象者の能力を決定するにあたってリスク―ベネフィットの計算にカウントしてはならない。なぜなら，そうすることで評価に社会の利益を組み入れることになってしまうからである。第三に，治療への同意ではリスク―ベネフィットの計算は患者の選択によって変わってくる（例えば，高いベネフィットと低いリスクの治療とそのような治療の拒否）。この問題は，研究においては意味がない。なぜなら，関心があるのは，その人に研究参加の同意能力があるかどうかだけであるからである。もし患者が拒否すれば，すべてはそこで終わり，さらなる同意能力に関する質問は続ける必要がない。

BEWARE
▶研究参加への同意能力評価に際して研究の社会や科学への貢献はリスク―ベネフィットの計算にカウントするべきではない。

● 独立した視点を保持する

　臨床研究の主な目的は科学的な知見を生み出すことであり，研究対象者のための個別化された治療ではないので，研究者（あるいは研究メンバー）は，同意能力評価にあたって利益相反に直面する。一面では，できるだけ多くの対象者をプロトコールに導入する方向にインセンティブが働く。一方で，同意能力評価は自律的に，すなわち対象者の福利を考慮して行うべきである。これが，リスク―ベネフィットの比率において対象者にとって好ましくない比率が大きくなるほど，独立した評価の必要性が高くなる理由である。例えば，アルツハイマー型認知症患者を対象とするほとんどリスクのない面接形式の研究であれば，対象者に研究参加の同意能力があるかどうかを研究者が非公式な形で評価するだけでよいだろう。しかし，認知症性疾患に対して遺伝子導入を伴う初めてのヒトを対象とした脳外科的実験を行う場合は，独立した評価の必要性が高く，同意能力の閾値は高いものになるだろう。

● 患者はどのくらい長く情報を保持できる必要があるか？

　同意能力ありとするにあたって，患者がどのくらい長く情報を保持できるべきかという点が時に問題となる。第5章で述べたように，短時間情報を保持することが必要で，少なくとも意思決定に関連する期間は保持できる必要があることは明らかである。しかし，それ以上については，一般に受け入れられている答はない。
　少し異なるが，これもよくきかれる質問として，研究の途中で

同意能力を失った場合はどうすればよいのかという質問がある。一般に，これらの場合は2つに分けることができる。一つは，研究の途中で対象者の同意能力の喪失が予測された場合（最初は軽度の認知症だった患者が進行することが予測されている場合や，同意能力に影響を与えるような症状の変動があることが知られている場合など）である。このような場合は，最初のインフォームド・コンセントの過程で起こり得ることについて話し合っておくべきだろう。リスクとベネフィットに関わるプロトコールの変更や研究参加者の状態の変化などがないかぎり，同意の再取得は必要ないと論じられている（Wendler & Rackoff, 2002）。それと同様に，同意能力の再評価も必要ないと考えられるだろう。第二の場合は，同意能力の喪失が予測できていなかったり，研究においてインフォームド・コンセントが可能な状態かが再度保証される必要が起きてきた場合（例えば，臨床研究の中で，研究を中止する必要はないが，参加者に新たに情報提供する必要性が出てきて，その時点で参加者に新しい情報を利用する能力があるかどうかという当然の疑問が出てきた場合など）である。

　しかしながら，この問題における倫理的な側面はまったく解決されておらず，研究の期間中に新たな状況が起きたかどうかに関わらず，対象者がインフォームド・コンセントの能力を保持していることを評価し記録するべきだと主張する人もいる。統合失調症研究，生命倫理，法律の専門家からなる多分野にわたるワーキンググループにより，十分なインフォームド・コンセントの能力が保たれていることを次の質問により確かめることが提案された（Assessment of Sustained Informed Consent Questions；Prentice, Appelbaum, Conley & Carpenter, 2007）。

・あなたは研究に参加していますか？
・その研究の目的は何ですか？
・この研究に参加する必要がありますか？
・現在受けている治療は研究に参加する前に受けていた治療と同じですか？
・研究への参加を取りやめることは許されていますか？
・参加を取りやめた場合，治療を受けることが出来ますか？
・研究に参加することで何かリスクや不快なことがありますか？

　研究期間が長い場合に，同意能力の変動をどのように扱うかに

ついて確立された方針はない。そのような方針が確立されるまでは、研究対象者が同意能力をどのように失っていくかを予想し、インフォームド・コンセントの過程で予想される同意能力の喪失について言及しておくかどうかと予想されていない同意能力の喪失について触れておく必要があるか（あるいは、何か変更が生じた時だけ説明するか）について事前に十分考えておくことがよいだろう。

VI. 評価の後

　対象者の同意能力があると判断された後でも、いくつか考慮しておくべき問題がある。インフォームド・コンセントの能力がないと判断された場合には、3つの選択肢がある。①その対象者を除外する、②もし対象者が研究への参加を希望すれば、能力を向上させる方法を講じてから再度判断する、③代諾者が代わりに同意する。もし同意無能力者が研究参加を拒否した場合は、その人を研究に導入するべきではない。治療への同意取得に際して生じる、非常に有益な治療を同意無能力の患者が拒否した場合に生じるジレンマは、研究においては生じない。なぜなら、もっとも有望な実験的治療であっても効果と安全性の点で確立されているとはいえないからである。

● 同意能力の改善手段を講じる

　障害のある患者の能力を改善させることは一つの重要な選択肢である（Dunn & Jeste, 2001）。実際、慢性の精神病に罹患している患者であっても、介入による理解の改善効果については強いエビデンスがある。この強いエビデンスを踏まえれば、このグループの患者を研究に導入しようとするときには、障害を評価し、記録することに力を注ぐよりは、インフォームド・コンセントの能力を高めることに力を注ぐほうがむしろ意味があるかもしれない。いいかえれば、慢性の精神病の外来患者を対象とする場合、教育と情報提供の工夫により、健常者と同程度まで理解を高めることができるということが明らかになっている（Carpenter et al., 2000 ; Dunn et al., 2001 ; Palmer et al., 2004）。この点から、彼らの同意能力を測定するよりも、インフォームド・コンセントの能力を改善させるほうがより理にかなっている。もちろん、研究の

リスクが大きくなれば，同意能力を高めることと，対象者の同意能力を評価し，記録することの両方を行う必要がある。

第3章で論じたように，たいていの手法は理解を促進することに効果があるようだ。例えばコンピュータを用いたスライド提示（Dunn et al., 2001）や研究について説明した DVD の提示，そしてコンピュータなどのテクノロジーを用いない手法（Carpenter et al., 2000；Moser et al., 2005；Wirshing et al., 1998）などが挙げられる。

● 研究参加への代理の同意

アルツハイマー型認知症のような学習能力そのものに障害が及んでおり，対象者の同意能力がない状態が続く場合，代理での許可により研究に参加させるという問題が生じてくる。研究におけるインフォームド・コンセントの必要性は長く認識されてきたが，自分自身で同意することのできない人たちの場合どのように研究を規制するのがよいのかまだ議論があり，方針が定まっていない（Kim et al., 2004；Wendler & Prasad, 2001）。この問題は，精神科，および神経内科の研究に適用されるだけでなく，集中治療室における研究プロトコールでも生じる（Ciroldi et al., 2007；Silverman et al., 2004）。

ここで書いたように，アメリカではまだ法律的な方針が定まっていない。特に，同意無能力の成人についての連邦研究規約では，同意無能力の対象者が研究に参加する際には，法律で定められた代理人（Legally Authorized Representative：LAR）の許可が必要と定められている（45 CFR 46.102c）。しかしながら，この規約ではだれが LAR となるかについては州に任せていて，ほとんどの州でまだはっきりと決まっていない（Saks et al., 2008）。さらに，同意無能力の対象者を研究に参加させるにあたっては，追加の保護策が必要であるとの議論もある（Kim et al., 2004）。例えば，カリフォルニア州で最近制定された法律では，リスク－ベネフィットの観点から研究を制限することはしておらず，施設の研究倫理委員会に判断を委ねているが，バージニア州とニュージャージー州では，リスク－ベネフィットの観点から容認する研究を明示している（California, 2002；Code of Virginia, 2002；New Jersey, 2008）。多くの州ではまだあいまいではあるが，研究への同意能力の評価を行う評価者は，自分の法的権限に関する現在の状況をよく知っておく必要がある。

BEWARE

▶多くの州では，研究参加への代理同意に関する法律はなく，あったとしても一定せず不明確である。

研究参加への代理決定についての法律がなかったり，あいまいだったりする州ではどのようなことが起きるだろう？ 研究者の施設では，あいまいな法的状況を考慮して，一定の取り組みか，文書化された方針が準備されているだろう。法的な解釈やリスクマネジメントの手法はさまざまであるため（あるいはまったくそのような手法がない場合もある），そのような取り組みは同じ州の中でも施設によって異なる。実際，ニューヨーク州をはじめとするいくつかの州では，州のどの部署が研究に関する法的規制を担当するのかが異なっている。

● **代理意思決定に関するいくつかの考察**

代理の意思決定を一様だとみる傾向があるが，社会的文化的問題だけでなく，対象となる患者の臨床的状態も，そのような決定をどのように行うかという点で重要になる。

認知症研究

まず認知症研究について考えたい。研究参加へのインフォームド・コンセントにあたって対象者が同意無能力と考えられる場合は，その対象者が独立してインフォームド・コンセントを提供するのに十分な能力を欠いているということを意味する。しかしながら，このことは認知症の患者が好みを伝えたり，愛する人と共同作業を行ったり，自分の権限を信頼できる代理人に移譲したりする他の倫理的に関連した能力まで欠いているということを意味するわけではない（Kim & Appelbaum, 2006）。例えば，その人の選択が「論理的」かどうか（例えば，その選択が同じ状況におかれた多くの人がとる選択かどうか）といった点が信頼性に欠ける同意能力の基準について考えてみよう。この基準は同意能力の基準としては当然却下されるが，このような基準に照らして対象者がどのような行動をとるかについて実験データを得ることは非常に示唆に富んでいる。アルツハイマー型認知症の患者における研究では，独立してインフォームド・コンセントを提供する能力を明らかに欠いている場合であっても，年齢をマッチさせた対照群と同じような選択をする傾向があり，概ね論理的であるということが繰り返し示されている（Kim et al., 2002a；Marson et al., 1995b）。

このように，法的な観点からは最終的に定められた意思決定権限が必要となるが，認知症研究において可能な限り対象患者を意

思決定のプロセスに参加させることが倫理的に重要な意味がある。このような患者は，例えば拒否権を持つ。しかし，より重要なことは，研究チームは代理人と対象患者の双方と一緒に意思決定プロセスを進めることが必要だということであり，同意無能力の対象者を意思決定プロセスにまったく関わることのできないものとして扱わないようにしないといけない。法的な意思決定能力の構成概念は最終の意思決定権限を付与することが主な目的であるが，対象患者がなお保持しているいくつかの重要な倫理的能力を取り入れることができていない。

認知症研究参加者のための代理意思決定に関するもう一つの重要な点は，代理人には意思決定にあたって医療という側面から判断する家族メンバー（配偶者や成人した子供）が含まれる傾向にあるということである。このため，たいていの認知症研究においては，代理人の信頼性と有効性について考慮する必要がある。

集中治療に関する研究

一方，重症のICU患者を対象とする研究では，異なる配慮が必要である。たいていの場合患者は鎮静をかけられ意識がないことから，同意することができない。このように，対象者にある程度倫理的に考慮を要する程度の希望を表明する能力が残っている認知症研究と異なり，代理人による完全に独立した代理意思決定が必要となる。このことが，この分野の倫理的研究が，患者が希望したであろうことと代理人がこうであろうと考えることの一致率に焦点をあてる傾向にある理由である。そして，その不一致率は仮定の意思決定のタイプによって異なるが20〜42％と報告されている（Ciroldi et al., 2007；Coppolino & Ackerson, 2001）。

慢性の精神病患者を対象とした研究

慢性の精神病患者（統合失調症と統合失調感情障害）を対象とした研究は，意思決定能力が障害された対象者を登録する必要のあるもう一つの研究状況である。認知症研究やICU研究と異なり，このような患者は自分の同意により研究に参加することができる（Kim et al., 2007；Stroup et al., 2005）。このように，このグループの患者を対象とした研究では，研究参加への代理の同意は，理論的にはあり得るが，実際にはほとんど必要ない。さらに，同意無能力の患者への向精神薬の投与については追加の法的制限があり，代理の同意による投与はほとんどありえない。最後に，これ

らの患者の社会的側面もまた，認知症患者とは非常に異なる。慢性の精神病患者はより社会的に孤立している。研究において，これらの患者の「権利代弁者」を立てようとしても，たいていの患者にはその役割を果たす近しい家族メンバーがいない (Stroup & Appelbaum, 2003)。

まとめ

　重大な脳障害は，今日われわれが直面しているもっとも一般的で影響の大きい公衆衛生の問題である。このような障害についての研究は，しかしながら，自らインフォームド・コンセントを提供することが難しい患者を対象にすることになる。研究プロトコールが革新的なものになればなるほど，未知の新しいリスクが含まれ，対象者の能力を前向きに（おそらくは定期的に）評価していく必要性がある。リスク−ベネフィットの考慮は，治療への同意の場合と質的に異なるが，基本原則（例；リスク−ベネフィットの重要性）と枠組み（同意能力に関連する4能力）は評価者にとって指針となる。評価者にとっての課題は，新しい状況にこれらのよく知っている原則をあてはめることである。研究参加の同意能力評価の実践がより一般的となり，より広く受け入れられる基準が開発されることが望ましい。

文　献

Adamis, D., Martin, F. C., Treloar, A., & Macdonald, A. J. (2005). Capacity, consent, and selection bias in a study of delirium. *Journal of Medical Ethics, 31,* 137–143.

American Bar Association. (2008a). *Health care power of attorney and combined advance directive legislation—January 2008.* Washington, DC: American Bar Association.

American Bar Association. (2008b). *Surrogate consent in the absence of an advance directive—January 2008.* Washington, DC: American Bar Association.

American Psychiatric Association. (1994). *Diagnostic and statistical manual of mental disorders* (4th ed.). Washington, DC: American Psychiatric Association.

Appelbaum, B. C., Appelbaum, P. S., & Grisso, T. (1998). Competence to consent to voluntary psychiatric hospitalization: A test of a standard proposed by APA. American Psychiatric Association. *Psychiatric Services, 49,* 1193–1196.

Appelbaum, P. S. (1994). *Almost a revolution.* New York: Oxford University Press.

Appelbaum, P. S. (2004). Law & psychiatry: Psychiatric advance directives and the treatment of committed patients. *Psychiatric Services, 55,* 751–763.

Appelbaum, P. S. (2007). Assessment of patients' competence to consent to treatment. *New England Journal of Medicine, 357,* 1834–1840.

Appelbaum, P. S., & Grisso, T. (1988). Assessing patients' capacities to consent to treatment. *New England Journal of Medicine, 319,* 1635–1638.

Appelbaum, P. S., & Grisso, T. (1995). The MacArthur Treatment Competence Study. I: Mental illness and competence to consent to treatment. *Law and Human Behavior, 19,* 105–126.

Appelbaum, P. S., & Grisso, T. (1997). Capacities of hospitalized, medically ill patients to consent to treatment. *Psychosomatics, 38,* 119–125.

Appelbaum, P. S., & Grisso, T. (2001). *MacCAT-CR: MacArthur competence assessment tool for clinical research.* Sarasota, FL: Professional Resource Press.

Appelbaum, P. S., Grisso, T., Frank, E., O'Donnell, S., & Kupfer, D. (1999). Competence of depressed patients for consent to research. *American Journal of Psychiatry, 156,* 1380–1384.

Appelbaum, P. S., & Roth, L. H. (1982). Competency to consent to research: A psychiatric overview. *Archives of General Psychiatry, 39*, 951–958.

Auerswald, K. B., Charpentier, P. A., & Inouye, S. K. (1997). The informed consent process in older patients who developed delirium: A clinical epidemiologic study. *American Journal of Medicine, 103*, 410–418.

Barton, C. D. J., Mallik, H. S., Orr, W. B., & Janofsky, J. S. (1996). Clinicians' judgement of capacity of nursing home patients to give informed consent. *Psychiatric Services, 47*, 956–960.

Bassett, S. S. (1999). Attention: Neuropsychological predictor of competency in Alzheimer's disease. *Journal of Geriatric Psychiatry and Neurology, 12*, 200–205.

Bean, G., Nishisato, S., Rector, N. A., & Glancy, G. (1994). The psychometric properties of the Competency Interview Schedule. *Canadian Journal of Psychiatry. Revue Canadienne de Psychiatrie, 39*, 368–376.

Bechtold, K. T., Horner, M. D., Labbate, L. A., & Windham, W. K. (2001). The construct validity and clinical utility of the Frank Jones story as a brief screening measure of cognitive dysfunction. *Psychosomatics, 42*, 146–149.

Beckett, J., & Chaplin, R. (2006). Capacity to consent to treatment in patients with acute mania. *Psychiatric Bulletin, 30*, 419–422.

Benson, P., Roth, L. H., Appelbaum, P. S., Lidz, C., & Winslade, W. (1988). Information disclosure, subject understanding, and informed consent in psychiatric research. *Law and Human Behavior, 12*, 455–475.

Berg, J. W., Appelbaum, P. S., & Grisso, T. (1996). Constructing competence: Formulating standards of legal competence to make medical decisions. *Rutgers Law Review, 48*, 345–396.

Berg, J. W., Appelbaum, P. S., Lidz, C. W., & Parker, L. S. (2001). *Informed consent: Legal theory and clinical practice* (2nd ed.). New York: Oxford University Press.

Bourgeois, M. S. (1993). Effects of memory aids on the dyadic conversations of individuals with dementia. *Journal of Applied Behavior Analysis, 26*, 77–87.

Buchanan, A. E., & Brock, D. W. (1989). *Deciding for others: The ethics of surrogate decision making*. New York: Cambridge University Press.

Buckles, V., Powlishta, K., Palmer, J., Coats, M., Hosto, T., Buckely, A. et al. (2003). Understanding of informed consent by demented individuals. *Neurology, 62*, 1662–1666.

Carney, M., Neugroschl, R., Morrison, R., Marin, D., & Siu, A. (2001). The development and piloting of a capacity assessment tool. *Journal of Clinical Ethics, 12*, 17–22.

Carpenter, W. T., Jr., Gold, J., Lahti, A., Queern, C., Conley, R., Bartko, J., et al. (2000). Decisional capacity for informed consent in schizophrenia research. *Archives of General Psychiatry, 57*, 533–538.

Casarett, D. J., Karlawish, J. H. T., & Hirschman, K. B. (2003). Identifying ambulatory cancer patients at risk of impaired capacity to consent to research. *Journal of Pain and Symptom Management, 26*, 615–624.

Cassem, N., & Murray, G. (1997). Delirious patients. In N. Cassem, T. Stern, J. Rosenbaum, & M. Jellinek (Eds.), *Massachusetts general hospital handbook of general hospital psychiatry* (4th ed., pp. 101–122). St. Louis, MO: Mosby.

Cea, C. D., & Fisher, C. B. (2003). Health care decision-making by adults with mental retardation. *Mental Retardation, 41*, 78–87.

Charland, L. (2002). Cynthia's dilemma: Consenting to heroin prescription. *American Journal of Bioethics, 2*, 37–47.

Christensen, K., Haroun, A., Schneiderman, L. J., & Jeste, D. V. (1995). Decision-making capacity for informed consent in the older population. *Bulletin of the American Academy of Psychiatry and the Law, 23*, 353–365.

Ciroldi, M., Cariou, A., Adrie, C., Annane, D., Castelain, V., Cohen, Y., et al. (2007). Ability of family members to predict patient's consent to critical care research. *Intensive Care Medicine, 33*, 807–813.

Cohen, L. M., Dobscha, S. K., Hails, K. C., Pekow, P. S., & Chochinov, H. M. (2002). Depression and suicidal ideation in patients who discontinue the life-support treatment of dialysis. *Psychosomatic Medicine, 64*, 889–896.

Cohen, L. M., McCue, J. D., & Green, G. M. (1993). Do clinical and formal assessments of the capacity of patients in the intensive care unit to make decisions agree? *Archives of Internal Medicine, 153*, 2481–2485.

Cohen, P. (2002). Untreated addiction imposes an ethical bar to recruiting addicts for non-therapeutic studies of addictive drugs. *Journal of Law, Medicine and Ethics, 30*, 73–81.

Committee on Bioethics. (1999). Sterilization of minors with developmental disabilities. *Pediatrics, 104*, 337–340.

Coppolino, M., & Ackerson, L. (2001). Do surrogate decision makers provide accurate consent for intensive care research? *Chest, 119*, 603–612.

Cranston, R., Marson, D., Dymek, M., & Karlawish, J. (2001). Competency to consent to medical treatment in cognitively impaired patients with Parkinson's disease. *Neurology, 56*, 1782–1783.

Dellasega, C., Frank, L., & Smyer, M. (1996). Medical decision-making capacity in elderly hospitalized patients. *Journal of Ethics Law and Aging, 2*, 65–74.

Department for Constitutional Affairs. (2007). *Mental Capacity Act 2005 Code of Practice.* Retrieved July 31, 2009, from http://www.dca.gov.uk/legal-policy/mental-capacity/mca-cp.pdf

Department of Health and Human Services. (2005). *Code of Federal Regulations Title 45: Public Welfare, Part 46: Protection of Human Subjects.*

DeRenzo, E. G., Conley, R. R., & Love, R. (1998). Assessment of capacity to give consent to research participation: State of the art and beyond. *Journal of Health Care Law and Policy, 1*, 66–87.
Drane, J. F. (1984). Competency to give an informed consent. A model for making clinical assessments. *Journal of American Medical Association, 252*, 925–927.
Draper, R. J., & Dawson, D. (1990). Competence to consent to treatment: A guide for the psychiatrist. *Canadian Journal of Psychiatry. Revue Canadienne de Psychiatrie, 35*, 285–289.
Dubler, N., & White, A. (1995). Fertility control: Legal and regulatory issues. In W. T. Reich (Ed.), *Encyclopedia of bioethics* (pp. 839–847). New York: Simon and Shuster Macmillan.
Dunn, L., & Jeste, D. V. (2001). Enhancing informed consent: A review. *Neuropsychopharmacology, 24*, 595–607.
Dunn, L. B., Lindamer, L. A., Palmer, B. W., Golshan, S., Schneiderman, L., & Jeste, D. V. (2002). Improving understanding of research consent in middle-aged and elderly patients with psychotic disorders. *American Journal of Geriatric Psychiatry, 10*, 142–150.
Dunn, L. B., Lindamer, L. A., Palmer, B. W., Schneiderman, L. J., & Jeste, D. V. (2001). Enhancing comprehension of consent for research in older patients with psychosis: A randomized study of a novel consent procedure. *American Journal of Psychiatry, 158*, 1911–1913.
Dunn, L. B., Nowrangi, M. A., Palmer, B. W., Jeste, D. V., & Saks, E. R. (2006). Assessing decisional capacity for clinical research or treatment: A review of instruments. *American Journal of Psychiatry, 163*, 1323–1334.
Dymek, M., Atchison, P., Harrell, L., & Marson, D. C. (2001). Competency to consent to medical treatment in cognitively impaired patients with Parkinson's disease. *Neurology, 56*, 17–24.
Dymek, M., Marson, D., & Harrell, L. (1999). Factor structure of capacity to consent to medical treatment in patients with Alzheimer's disease: An exploratory study. *Journal of Forensic Neuropsychology, 1*, 27–48.
Earnst, K., Marson, D. C., & Harrell, L. E. (2000). Cognitive models of physicians' legal standard and personal judgments of competency in patients with Alzheimer's disease. *Journal of the American Geriatrics Society, 48*, 919–927.
Edelstein, B. (1999). *Hopemont capacity assessment interview manual and scoring guide*. Morgantown, WV: West Virginia University.
Elbogen, E. B., Swanson, J. W., Appelbaum, P. S., Swartz, M. S., Ferron, J., Van Dorn, R. A., et al. (2007). Competence to complete psychiatric advance directives: Effects of facilitated decision making. *Law and Human Behavior, 31*, 275–289.
Elias, W. J., & Cosgrove, G. R. (2008). Psychosurgery. *Neurosurgical Focus, 25*, E1.

Elliott, C. (1997). Caring about risks. Are severely depressed patients competent to consent to research? *Archives of General Psychiatry, 54,* 113-116.

Emanuel, L. L., Emanuel, E. J., Stoeckle, J. D., Hummel, L. R., & Barry, M. J. (1994). Advance directives—Stability of patients treatment choices. *Archives of Internal Medicine, 154,* 209-217.

Etchells, E., Darzins, P., Silberfeld, M., Singer, P. A., McKenny, J., Naglie, G., et al. (1999). Assessment of patient capacity to consent to treatment. *Journal of General Internal Medicine, 14,* 27-34.

Faden, R., & Beauchamp, T. (1986). *A history and theory of informed consent.* New York: Oxford University Press.

Fagerlin, A., & Schneider, C. E. (2004). Enough: The failure of the living will. *Hastings Center Report, 34,* 30-42.

Farnsworth, M. G. (1990). Competency evaluations in a general hospital. *Psychosomatics, 31,* 60-66.

Fazel, S., Hope, T., & Jacoby, R. (1999). Assessment of competence to complete advance directives: Validation of a patient centred approach. *British Medical Journal, 318,* 493-497.

Ferrand, E., Bachoud-Levi, A. C., Rodrigues, M., Maggiore, S., Brun-Buisson, C., & Lemaire, F. (2001). Decision-making capacity and surrogate designation in French ICU patients. *Intensive Care Medicine, 27,* 1360-1364.

Fisher, C. B., Cea, C. D., Davidson, P. W., & Fried, A. L. (2006). Capacity of persons with mental retardation to consent to participate in randomized clinical trials. *American Journal of Psychiatry, 163,* 1813-1820.

Fitten, L. J., Lusky, R., & Hamann, C. (1990). Assessing treatment decision-making capacity in elderly nursing home residents. *Journal of the American Geriatrics Society, 38,* 1097-1104.

Fitten, L. J., & Waite, M. S. (1990). Impact of medical hospitalization on treatment decision-making capacity in the elderly. *Archives of Internal Medicine, 150,* 1717-1721.

Folstein, M. F., Folstein, S. E., & McHugh, P. (1975). Mini-Mental State. A practical guide for grading the cognitive state of patients for the clinician. *Journal of Psychiatric Research, 12,* 189-198.

Fost, N., & Levine, R. J. (2007). The dysregulation of human subjects research. *JAMA: The Journal of the American Medical Association, 298,* 2196-2198.

Ganzini, L., Lee, M. A., Heintz, R. T., Bloom, J. D., & Fenn, D. S. (1994). The effect of depression treatment on elderly patients' preferences for life-sustaining medical therapy. *American Journal of Psychiatry, 151,* 1631-1636.

Ganzini, L., Volicer, L., Nelson, W., & Derse, A. (2003). Pitfalls in assessment of decision-making capacity. *Psychosomatics, 44,* 237-243.

Garrison, M., & Schneider, C. E. (2003). *The law of bioethics: Individual autonomy and social regulation*. St. Paul, MN: West Group.
Goodwin, P. E., Smyer, M. A., & Lair, T. I. (1995). Decision-making incapacity among nursing home residents: Results from the 1987 NMES survey. *Behavioral Sciences and the Law, 13*, 405–414.
Grisso, T. (2003). *Evaluating competencies* (2nd ed.). New York: Kluwer/Plenum.
Grisso, T., & Appelbaum, P. S. (1995). The MacArthur Treatment Competence Study. III: Abilities of patients to consent to psychiatric and medical treatments. *Law and Human Behavior, 19*, 149–174.
Grisso, T., & Appelbaum, P. S. (1998). *Assessing competence to treatment: A guide for physicians and other health professionals*. New York: Oxford University Press.
Grisso, T., & Appelbaum, P. S. (2006). Appreciating anorexia: Decisional capacity and the role of values. *Philosophy, Psychiatry, Psychology, 13*, 293–297.
Grisso, T., Appelbaum, P. S., & Hill-Fotouhi, C. (1997). The MacCAT-T: A clinical tool to assess patients' capacities to make treatment decisions. *Psychiatric Services, 48*, 1415–1419.
Grisso, T., Appelbaum, P. S., Mulvey, E. P., & Fletcher, K. (1995). The MacArthur Treatment Competence Study. II: Measures of abilities related to competence to consent to treatment. *Law and Human Behavior, 19*, 127–148.
Grossman, L., & Summers, F. (1980). A study of the capacity of schizophrenic patients to give informed consent. *Hospital and Community Psychiatry, 31*, 205–206.
Groves, J. E. (1978). Taking care of the hateful patient. *New England Journal of Medicine, 298*, 883–887.
von Gunten, A., Ostos-Wiechetek, M., Brull, J., Vaudaux-Pisquem, I., Cattin, S., & Duc, R. (2008). Clock-drawing test performance in the normal elderly and its dependence on age and education. *European Neurology, 60*, 73–78.
Gutheil, T. G., & Appelbaum, P. S. (2000). *Clinical handbook of psychiatry and the law* (3rd ed.). Philadelphia, PA: Lippincott Williams and Wilkins.
Gutheil, T. G., & Bursztajn, H. J. (1986). Clinicians' guidelines for assessing and presenting subtle forms of patient incompetence in legal settings. *The American Journal of Psychiatry, 143*, 1020–1023.
Hazelton, L. D., Sterns, G. L., & Chisholm, T. (2003). Decision-making capacity and alcohol abuse: Clinical and ethical considerations in personal care choices. *General Hospital Psychiatry, 25*, 130–135.
Henderson, C., Swanson, J. W., Szmukler, G., Thornicroft, G., & Zinkler, M. (2008). A typology of advance statements in mental health care. *Psychiatric Services, 59*, 63–71.

Henderson, G. E., Churchill, L. R., Davis, A. M., Easter, M. M., Grady, C., Joffe, S., et al. (2007). Clinical trials and medical care: Defining the therapeutic misconception. *PLoS Medicine, 4*, e324.

Holzer, J. C., Gansler, D. A., Moczynski, N. P., & Folstein, M. F. (1997). Cognitive functions in the informed consent evaluation process: A pilot study. *Journal of the American Academy of Psychiatry and the Law, 25*, 531–540.

Hurst, S. A. (2004). When patients refuse assessment of decision-making capacity: How should clinicians respond? *Archives of Internal Medicine, 164*(16), 1757–1760.

Inouye, S. K. (2006). Delirium in older persons. *New England Journal of Medicine, 354*, 1157–1165.

Irwin, M., Lovitz, A., Marder, S. R., Mintz, J., Winslade, W., Van Putten, T., et al. (1985). Psychotic patients' understanding of informed consent. *American Journal of Psychiatry, 142*, 1351–1354.

Janofsky, J. S., McCarthy, R. J., & Folstein, M. F. (1992). The Hopkins Competency Assessment Test: A brief method for evaluating patients' capacity to give informed consent. *Hospital and Community Psychiatry, 43*, 132–136.

Jonsen, A. R. (1998). *The birth of bioethics.* New York: Oxford University Press.

Jonsen, A. R., Siegler, M., & Winslade, W. (1998). *Clinical ethics.* New York: McGraw-Hill.

Jourdan, J. B., & Glickman, L. (1991). Reasons for requests for evaluation of competency in a municipal general hospital. *Psychosomatics, 32*, 413–416.

Juster, F., & Suzman, R. (1995). An overview of the Health and Retirement Study. *The Journal of Human Resources, 30*, S7–S56.

Karlawish, J. H. T., Casarett, D. J., James, B. D., Xie, S. X., & Kim, S. Y. H. (2005). The ability of persons with Alzheimer disease (AD) to make a decision about taking an AD treatment. *Neurology, 64*, 1514–1519.

Karlawish, J. H. T., Kim, S. Y. H., Knopman, D., van Dyck, C. H., James, B. D., & Marson, D. (2008). Interpreting the clinical significance of capacity scores for informed consent in Alzheimer disease clinical trials. *American Journal of Geriatric Psychiatry, 16*, 568–574.

Karlawish, J. H. T., Knopman, D., Clark, C. M., Morris, J. C., Marson, D., Whitehouse, P. J., et al. (2002). Informed consent for Alzheimer's disease clinical trials: A survey of clinical investigators. *IRB: Ethics and Human Research, 24*, 1–5.

Katz, M., Abbey, S., Rydall, A., & Lowy, F. (1995). Psychiatric consultation for competency to refuse medical treatment. A retrospective study of patient characteristics and outcome. *Psychosomatics, 36*, 33–41.

Kim, S. Y., & Cist, A. F. (2004). Treatment decisions at the end of life. In T. Stern, J. Herman, & P. Slavin (Eds.). *The MGH guide to primary care psychiatry* (pp. 687–695). New York: McGraw-Hill.

Kim, S. Y. H. (2006). When does decisional impairment become decisional incompetence? Ethical and methodological issues in capacity research in schizophrenia. *Schizophrenia Bulletin, 32*, 92–97.

Kim, S. Y. H., & Appelbaum, P. S. (2006). The capacity to appoint a proxy and the possibility of concurrent proxy directives. *Behavioral Sciences and the Law, 24*, 469–478.

Kim, S. Y. H., Appelbaum, P. S., Jeste, D. V., & Olin, J. T. (2004). Proxy and surrogate consent in geriatric neuropsychiatric research: Update and recommendations. *American Journal of Psychiatry, 161*, 797–806.

Kim, S. Y. H., Appelbaum, P. S., Swan, J., Stroup, T. S., McEvoy, J. P., Goff, D. C., et al. (2007). Determining when impairment constitutes incapacity for informed consent in schizophrenia research. *The British Journal of Psychiatry, 191*, 38–43.

Kim, S. Y. H., & Caine, E. D. (2002). Utility and limits of the mini mental state examination in evaluating consent capacity in Alzheimer's disease. *Psychiatric Services, 53*, 1322–1324.

Kim, S. Y. H., Caine, E. D., Currier, G. W., Leibovici, A., & Ryan, J. M. (2001). Assessing the competence of persons with Alzheimer's disease in providing informed consent for participation in research. *American Journal of Psychiatry, 158*, 712–717.

Kim, S. Y. H., Caine, E. D., Swan, J., & Appelbaum, P. S. (2006). Do clinicians follow a risk-sensitive model of capacity determination? An experimental video survey. *Psychosomatics, 47*, 325–329.

Kim, S. Y. H., Cox, C., & Caine, E. D. (2002a). Impaired decision-making ability and willingness to participate in research in persons with Alzheimer's disease. *American Journal of Psychiatry, 159*, 797–802.

Kim, S. Y. H., Karlawish, J. H. T., & Caine, E. D. (2002b). Current state of research on decision-making competence of cognitively impaired elderly persons. *American Journal of Geriatric Psychiatry, 10*, 151–165.

Knowles, F. E., Liberto, J., Baker, F. M., Ruskin, P. E., & Raskin, A. (1994). Competency evaluations in a VA hospital. A 10-year perspective. *General Hospital Psychiatry, 16*, 119–124.

Krynski, M. D., Tymchuk, A. J., & Ouslander, J. G. (1994). How informed can consent be? New light on comprehension among elderly people making decisions about enteral tube feeding. *Gerontologist, 34*, 36–43.

Lapid, M. I., Rummans, T. A., Poole, K. L., Pankratz, S., Maurer, M. S., Rasmussen, K. G., et al. (2003). Decisional capacity of severely depressed patients requiring electroconvulsive therapy. *Journal of ECT, 19*, 67–72.

Lidz, C. W., & Appelbaum, P. S. (2002). The therapeutic misconception: Problems and solutions. *Medical Care, 49*, V55–V63.

Lombardo, P. (2008). *Three generations, no imbeciles: Eugenics, the Supreme Court, and Buck v. Bell.* Baltimore, MD: Johns Hopkins University Press.

Luce, J. M., & White, D. B. (2007). The pressure to withhold or withdraw life-sustaining therapy from critically ill patients in the United States. *American Journal of Respiratory and Critical Care Medicine, 175,* 1104–1108.

Manson, N., & O'Neill, O. (2007). *Rethinking informed consent in bioethics.* New York: Cambridge University Press.

Markson, L. J., Kern, D. C., Annas, G. J., & Glantz, L. H. (1994). Physician assessment of patient competence. *Journal of the American Geriatrics Society, 42,* 1074–1080.

Marson, D. C., Annis, S. M., McInturff, B., Bartolucci, A., & Harrell, L. E. (1999). Error behaviors associated with loss of competency in Alzheimer's disease. *Neurology, 53,* 1983–1992.

Marson, D. C., Chatterjee, A., Ingram, K. K., & Harrell, L. E. (1996). Toward a neurologic model of competency: Cognitive predictors of capacity to consent in Alzheimer's disease using three different legal standards. *Neurology, 46,* 666–672.

Marson, D. C., Cody, H. A., Ingram, K. K., & Harrell, L. E. (1995a). Neuropsychological predictors of competency in Alzheimer's disease using a rational reasons legal standard. *Archives of Neurology, 52,* 955–959.

Marson, D. C., Dreer, L. E., Krzywanski, S., Huthwaite, J. S., Devivo, M. J., & Novack, T. A. (2005). Impairment and partial recovery of medical decision-making capacity in traumatic brain injury: A 6-month longitudinal study. *Archives of Physical Medicine Rehabilitation, 86,* 889–895.

Marson, D. C., Earnst, K., Jamil, F., Bartolucci, A., & Harrell, L. (2000). Consistency of physicians' legal standard and personal judgments of competency in patients with Alzheimer's disease. *Journal of the American Geriatrics Society, 48,* 911–918.

Marson, D. C., Hawkins, L., McInturff, B., & Harrell, L. E. (1997). Cognitive models that predict physician judgments of capacity to consent in mild Alzheimer's disease. *Journal of the American Geriatrics Society, 45,* 458–464.

Marson, D. C., Ingram, K. K., Cody, H. A., & Harrell, L. E. (1995b). Assessing the competency of patients with Alzheimer's disease under different legal standards. A prototype instrument. *Archives of Neurology, 52,* 949–954.

Marson, D. C., McInturff, B., Hawkins, L., Bartolucci, A., & Harrell, L. E. (1997). Consistency of physician judgments of capacity to consent in mild Alzheimer's disease. *Journal of the American Geriatrics Society, 45,* 453–457.

Maryland (2007). Maryland Health—General Code Annotated. 5–603 (2005, 2007 Supp.)

Masand, P. S., Bouckoms, A. J., Fischel, S. V., Calabrese, L. V., & Stern, T. A. (1998). A prospective multicenter study of competency evaluations by psychiatric consultation services. *Psychosomatics, 39*, 55–60.

Mayberg, H., Lozano, A., Voon, V., McNeely, H., Seminowicz, D., Hamani, C., et al. (2005). Deep brain stimulation for treatment-resistant depression. *Neuron, 45*, 651–660.

McKegney, F. P., Schwartz, B. J., & O'Dowd, M. A. (1992). Reducing unnecessary psychiatric consultations for informed consent by liaison with administration. *General Hospital Psychiatry, 14*, 15–19.

Meagher, D. J., Moran, M., Raju, B., Gibbons, D., Donnelly, S., Saunders, J., et al. (2007). Phenomenology of delirium: Assessment of 100 adult cases using standardised measures. *The British Journal of Psychiatry, 190*, 135–141.

Mebane, A. H., & Rauch, H. B. (1990). When do physicians request competency evaluations? *Psychosomatics, 31*, 40–46.

Meisel, A. (1998). Legal aspects of end-of-life decision making. In M. D. Steinberg & S. J. Youngner (Eds.), *End-of-life decisions: A psychosocial perspective* (pp. 235–258). Washington, DC: American Psychiatric Press, Inc.

Miller, C. K., O'Donnell, D. C., Searight, H. R., & Barbarash, R. A. (1996). The Deaconess Informed Consent Comprehension Test: An assessment tool for clinical research subjects. *Pharmacotherapy, 16*, 872–878.

Misra, S., Socherman, R., Park, B. S., Hauser, P., & Ganzini, L. (2008). Influence of mood state on capacity to consent to research in patients with bipolar disorder. *Bipolar Disorders, 10*, 303–309.

Mittal, D., Palmer, B. W., Dunn, L. B., Landes, R., Ghormley, C., Beck, C., et al. (2007). Comparison of two enhanced consent procedures for patients with mild Alzheimer disease or mild cognitive impairment. *The American Journal of Geriatric Psychiatry, 15*, 163–167.

Moser, D. J., Reese, R. L., Hey, C. T., Schultz, S. K., Arndt, S., Beglinger, L. J., et al. (2005). Using a brief intervention to improve decisional capacity in schizophrenia research. *Schizophrenia Bulletin, 32*, 116–120.

Moser, D. J., Schultz, S. K., Arndt, S., Benjamin, M. L., Fleming, F. W., Brems, C. S., et al. (2002). Capacity to provide informed consent for participation in schizophrenia and HIV research. *American Journal of Psychiatry, 159*, 1201–1207.

Moye, J. (2003). Competence to consent to treatment. In T. Grisso (Ed.), *Evaluating competencies: Forensic assessments and instruments* (2nd ed., pp. 391–458). New York: Kluwer Academic/Plenum Publishers.

Moye, J., & Marson, D. C. (2007). Assessment of decision-making capacity in older adults: An emerging area of practice and research. *The Journals of Gerontology. Series B, Psychological Sciences and Social Sciences, 62*, 3–11.

Mukherjee, D., & McDonough, C. (2006). Clinician perspectives on decision-making capacity after acquired brain injury. (Ethics in Practice). *Topics in Stroke Rehabilitation, 13*, 75.

Munetz, M., & Roth, L. H. (1985). Informing patients about tardive dyskinesia. *Archives of General Psychiatry, 42*, 866–871.

Myers, B., & Barrett, C. L. (1986). Competency issues in referrals to a consultation-liaison service. *Psychosomatics, 27*, 782–789.

National Bioethics Advisory Commission. (1998). *Research involving persons with mental disorders that may affect decisionmaking capacity* (Vol. 1). Rockville, MD: National Bioethics Advisory Commission.

National Center for Injury Prevention and Control. (2009). Retrieved February 25, 2009, from http://www.cdc.gov/TraumaticInjury/overview.html

The Nuremberg Code (1947). (1998). In A. R. Jonsen, R. M. Veatch, & L. Walters (Eds.). *Source book in bioethics: A documentary history* (pp. 11–12). Washington, DC: Georgetown University Press.

Nolan, M. T., Hughes, M., Narendra, D. P., Sood, J. R., Terry, P. B., Astrow, A. B., et al. (2005). When patients lack capacity: The roles that patients with terminal diagnoses would choose for their physicians and loved ones in making medical decisions. *Journal of Pain and Symptom Management, 30*, 342–353.

Okai, D., Owen, G., McGuire, H., Singh, S., Churchill, R., & Hotopf, M. (2007). Mental capacity in psychiatric patients: Systematic review. *The British Journal of Psychiatry, 191*, 291–297.

Okonkwo, O., Griffith, H. R., Belue, K., Lanza, S., Zamrini, E. Y., Harrell, L. E., et al. (2007). Medical decision-making capacity in patients with mild cognitive impairment. *Neurology, 69*, 1528–1535.

Owen, G. S., Cutting, J., & David, A. (2007). Are people with schizophrenia more logical than healthy volunteers? *The British Journal of Psychiatry, 191*, 453–454.

Owen, G., Richardson, G., David, A. S., Szmukler, G., Hayward, P., & Hotopf, M. (2008). Mental capacity to make decisions on treatment in people admitted to psychiatric hospitals: Cross sectional study. *British Medical Journal, 337*, a448.

Palmer, B. W., Dunn, L. B., Appelbaum, P. S., & Jeste, D. V. (2004). Correlates of treatment-related decision-making capacity among middle-aged and older patients with schizophrenia. *Archives of General Psychiatry, 61*, 230–236.

Palmer, B. W., Dunn, L. B., Appelbaum, P. S., Mudaliar, S., Thal, L., Henry, R., et al. (2005). Assessment of capacity to consent to research among older persons with schizophrenia, Alzheimer disease, or diabetes mellitus: Comparison of a 3-item questionnaire with a comprehensive standardized capacity instrument. *Archives of General Psychiatry, 62*, 726-733.

Palmer, B. W., & Savla, G. N. (2007). The association of specific neuropsychological deficits with capacity to consent to research or treatment. *Journal of the International Neuropsychological Society, 13*, 1047-1059.

Plassman, B. L., Langa, K. M., Fisher, G. G., Heeringa, S. G., Weir, D. R., Ofstedal, M. B., et al. (2007). Prevalence of dementia in the United States: The aging, demographics, and memory study. *Neuroepidemiology, 29*, 125-132.

Plassman, B. L., Langa, K. M., Fisher, G. G., Heeringa, S. G., Weir, D. R., Ofstedal, M. B., et al. (2008). Prevalence of cognitive impairment without dementia in the United States. *Annals of Internal Medicine, 148*, 427-434.

Prendergast, T. J., Claessens, M. T., & Luce, J. M. (1998). A national survey of end-of-life care for critically ill patients. *American Journal of Respiratory and Critical Care Medicine, 158*, 1163-1167.

Prentice, K. J., Appelbaum, P. S., Conley, R. R., & Carpenter, W. T. (2007). Maintaining informed consent validity during lengthy research protocols. *IRB, 29*, 1-6.

President's Commission for the Study of Ethical Problems in Medicine and Biomedical and Behavioral Research. (1982). *Making health care decisions: The ethical and legal implications of informed consent in the patient–practitioner relationship (Vol. 1: Report)*. Washington, DC: President's Commission for the Study of Ethical Problems in Medicine and Biomedical and Behavioral Research.

Pruchno, R. A., Smyer, M. A., Rose, M. S., Hartman-Stein, P. E., & Henderson-Laribee, D. L. (1995). Competence of long-term care residents to participate in decisions about their medical care: A brief, objective assessment. *Gerontologist, 35*, 622-629.

Ranjith, G., & Hotopf, M. (2004). Refusing treatment—Please see: An analysis of capacity assessments carried out by a liaison psychiatry service. *Journal of the Royal Society of Medicine, 97*, 480-482.

Raymont, V., Bingley, W., Buchanan, A., David, A. S., Hayward, P., Wessely, S., et al. (2004). Prevalence of mental incapacity in medical inpatients and associated risk factors: Cross-sectional study. *The Lancet, 364*, 1421-1427.

Reid-Proctor, G. M., Galin, K., & Cumming, M. A. (2001). Evaluation of legal competency in patients with frontal lobe injury. *Brain Injury, 15*, 377-386.

Reilly, P. (1991). *The surgical solution: A history of involuntary sterilization in the United States*. Baltimore, MD: Johns Hopkins University Press.

Rikkert, M. G., van den Bercken, J. H., ten Have, H. A., & Hoefnagels, W. H. (1997). Experienced consent in geriatrics research: A new method to optimize the capacity to consent in frail elderly subjects. *Journal of Medical Ethics, 23*, 271-276.
Rosen, M. I., & Rosenheck, R. (1999). Substance use and assignment of representative payees. *Psychiatric Services, 50*, 95-98.
Roth, L. H., Lidz, C. W., Meisel, A., Soloff, P. H., Kaufman, K., Spiker, D. G., et al. (1982). Competency to decide about treatment or research: An overview of some empirical data. *International Journal of Law and Psychiatry, 5*, 29-50.
Roth, L. H., Meisel, A., & Lidz, C. W. (1977). Tests of competency to consent to treatment. *American Journal of Psychiatry, 134*, 279-284.
Royall, D. R. (1994). Precis of executive dyscontrol as a cause of problem behavior in dementia. *Experimental Aging Research, 20*, 73-94.
Royall, D. R., Cordes, J., & Polk, M. (1997). Executive control and the comprehension of medical information by elderly retirees. *Experimental Aging Research, 23*, 301-313.
Royall, D. R., & Mahurin, R. (1994). EXIT, QED, and DSM-IV: Very early Alzheimer's disease. *Journal of Neuropsychiatry, 6*, 62-65.
Royall, D. R., Mahurin, R. K., & Gray, K. F. (1992). Bedside assessment of executive cognitive impairment: The executive interview. *Journal of the American Geriatrics Society, 40*, 1221-1226.
Sachs, G. A., Stocking, C. B., Stern, R., Cox, D. M., Hougham, G., & Sachs, R. S. (1994). Ethical aspects of dementia research: Informed consent and proxy consent. *Clinical Research, 42*, 403-412.
Saks, E., Dunn, L., Marshall, B., Navak, G., Golshan, S., & Jeste, D. V. (2002). The California Scale of Appreciation: A new instrument to measure the appreciation component of capacity to consent to research. *American Journal of Geriatric Psychiatry, 10*, 166-174.
Saks, E., Dunn, L., Wimer, J., Gonzales, M., & Kim, S. (2008). Proxy consent to research: Legal landscape. *Yale Journal of Health Law, Policy, and Ethics, 8*, 37-78.
Sass, H. (1983). Reichsrundschreiben 1931: Pre-Nuremberg German regulations concerning new therapy and human experimentation. *Journal of Medicine and Philosophy, 8*, 99-111.
Schachter, D., Kleinman, I., Prendergast, P., Remington, G., & Schertzer, S. (1994). The effect of psychopathology on the ability of schizophrenic patients to give informed consent. *Journal of Nervous and Mental Disorders, 182*, 360-362.
Schindler, B. A., Ramchandani, D., Matthews, M. K., & Podell, K. (1995). Competency and the frontal lobe. The impact of executive dysfunction on decisional capacity. *Psychosomatics, 36*, 400-404.

Schmand, B., Gouwenberg, B., Smit, J. H., & Jonker, C. (1999). Assessment of mental competency in community-dwelling elderly. *Alzheimer Disease and Associated Disorders, 13*, 80–87.
Schneider, C. (1998). *The practice of autonomy*. New York: Oxford.
Schneiderman, L. J., Jecker, N. S., & Jonsen, A. R. (1990). Medical futility: Its meaning and ethical implications. *Annals of Internal Medicine, 112*, 949–954.
Sehgal, A., Galbraith, A., Chesney, M., Schoenfeld, P., Charles, G., & Lo, B. (1992). How strictly do dialysis patients want their advance directive followed? *Journal of American Medical Association, 267*, 59–63.
Shalowitz, D. I., Garrett-Mayer, E., & Wendler, D. (2006). The accuracy of surrogate decision makers: A systematic review. *Archives of Internal Medicine, 166*, 493–497.
Silveira, M. J., Kim, S. Y. H., & Langa, K. M. (2009, February). Do living wills work in practice? Abstract presented at the 2009 VA HSRD Annual Meeting, Baltimore MD.
Silverman, H. J., Luce, J. M., & Schwartz, J. (2004). Protecting subjects with decisional impairment in research: The need for a multifaceted approach. *American Journal of Respiratory and Critical Care Medicine, 169*, 10–14.
Sprung, C. L., Cohen, S. L., Sjokvist, P., Baras, M., Bulow, H. H., Hovilehto, S., et al. (2003). End-of-life practices in European intensive care units: The Ethicus study. *Journal of the American Medical Association, 290*, 790–797.
Srebnik, D., Appelbaum, P. S., & Russo, J. (2004). Assessing competence to complete psychiatric advance directives with the CAT-PAD. *Comprehensive Psychiatry, 45*, 239–245.
Stanley, B., Guido, J., Stanley, M., & Shortell, D. (1984). The elderly patient and informed consent. Empirical findings. *Journal of the American Medical Association, 252*, 1302–1306.
Stanley, B., Stanley, M., Guido, J., & Garvin, L. (1988). The functional competency of elderly at risk. *Gerontologist, 28*, 53–58.
Stiles, P. G., Poythress, N. G., Hall, A., Falkenbach, D., & Williams, R. (2001). Improving understanding of research consent disclosures among persons with mental illness. *Psychiatric Services, 52*, 780–785.
Stroup, S., & Appelbaum, P. S. (2003). The subject advocate: Protecting the interests of participants with fluctuating decisionmaking capacity. *IRB Ethics and Human Research, 25*, 9–11.
Stroup, S., Appelbaum, P., Swartz, M., Patel, M., Davis, S., Jeste, D., et al. (2005). Decision-making capacity for research participation among individuals in the CATIE schizophrenia trial. *Schizophrenia Research, 80*, 1–8.
Studdert, D. M., Mello, M. M., Levy, M. K., Gruen, R. L., Dunn, E. J., Orav, E. J., et al. (2007). Geographic variation in informed consent

law: Two standards for disclosure of treatment risks. *Journal of Empirical Legal Studies, 4*, 103–124.
Sturman, E. D. (2005). The capacity to consent to treatment and research: A review of standardized assessment tools. *Clinical Psychology Review, 25*, 954–974.
Sulmasy, D. P., Hughes, M. T., Thompson, R. E., Astrow, A. B., Terry, P. B., Kub, J., et al. (2007). How would terminally ill patients have others make decisions for them in the event of decisional incapacity? A longitudinal study. *Journal of the American Geriatrics Society, 55*, 1981–1988.
Swanson, J. W., McCrary, S. V., Swartz, M. S., Elbogen, E. B., & Van Dorn, R. A. (2006a). Superseding psychiatric advance directives: Ethical and legal considerations. *Journal of the American Academy of Psychiatry and the Law, 34*, 385–394.
Swanson, J. W., Swartz, M. S., Elbogen, E. B., Van Dorn, R. A., Ferron, J., Wagner, H. R., et al. (2006b). Facilitated psychiatric advance directives: A randomized trial of an intervention to foster advance treatment planning among persons with severe mental illness. *American Journal of Psychiatry, 163*, 1943–1951.
Tan, J. O. A., Stewart, A., Fitzpatrick, R., & Hope, T. (2006). Competence to make treatment decisions in Anorexia Nervosa: Thinking processes and values. *Philosophy, Psychiatry, Psychology, 13*, 267–282.
Taub, H. A., & Baker, M. T. (1983). The effect of repeated testing upon comprehension of informed consent materials by elderly volunteers. *Experimental Aging Research, 9*, 135–138.
Taub, H. A., Kline, G. E., & Baker, M. T. (1981). The elderly and informed consent: Effects of vocabulary level and corrected feedback. *Experimental Aging Research, 7*, 137–146.
Tymchuk, A. J., Ouslander, J. G., & Rader, N. (1986). Informing the elderly. A comparison of four methods. *Journal of the American Geriatrics Society, 34*, 818–822.
Umapathy, C., Ramchandani, D., Lamdan, R. M., Kishel, L. A., & Schindler, B. A. (1999). Competency evaluations on the consultation-liaison service: Some overt and covert aspects. *Psychosomatics, 40*, 28–33.
Valenstein, E. S. (1986). *Great and desperate cures: The rise and decline of psychosurgery and other radical treatments for mental illness.* New York: Basic Books.
Vellinga, A., Smit, J. H., van Leeuwen, E., van Tilburg, W., & Jonker, C. (2004). Competence to consent to treatment of geriatric patients: Judgements of physicians, family members, and the vignette method. *International Journal of Geriatric Psychiatry, 19*, 645–654.
Volicer, L., & Ganzini, L. (2003). Health professionals' views on standards for decision-making capacity regarding refusal of medical treatment in

mild Alzheimer's disease. *Journal of the American Geriatrics Society, 51,* 1270–1274.

Vollmann, J., Bauer, A., Danker-Hopfe, H., & Helmchen, H. (2003). Competence of mentally ill patients: A comparative empirical study. *Psychological Medicine, 33,* 1463–1471.

Vollmann, J., & Winau, R. (1996). The Prussian regulation of 1900: Early ethical standards for human experimentation in Germany. *IRB, 18,* 9–11.

Wendler, D., & Prasad, K. (2001). Core safeguards for clinical research with adults who are unable to consent. *Annals of Internal Medicine, 135,* 514–523.

Wendler, D., & Rackoff, J. (2002). Consent for continuing research participation: What is it and when should it be obtained? *IRB, 24,* 1–6.

Wenger, N. S., & Halpern, J. (1994). Can a patient refuse a psychiatric consultation to evaluate decision-making capacity? *Journal of Clinical Ethics, 5,* 230–234.

White, D. B., Curtis, J. R., Wolf, L. E., Prendergast, T. J., Taichman, D. B., Kuniyoshi, G., et al. (2007). Life support for patients without a surrogate decision maker: Who decides? *Annals of Internal Medicine, 147,* 34–40.

Whyte, S., Jacoby, R., & Hope, T. (2004). Testing doctors' ability to assess patients' competence. *International Journal of Law and Psychiatry, 27,* 291–298.

Wicclair, M. (1991). Patient decision-making capacity and risk. *Bioethics, 5,* 91–104.

Wilder, C. M., Elbogen, E. B., Swartz, M. S., Swanson, J. W., & Van Dorn, R. A. (2007). Effect of patients' reasons for refusing treatment on implementing psychiatric advance directives. *Psychiatric Services, 58,* 1348–1350.

Wirshing, D. A., Wirshing, W. C., Marder, S. R., Liberman, R. P., & Mintz, J. (1998). Informed consent: Assessment of comprehension. *American Journal of Psychiatry, 155,* 1508–1511.

Wittink, M. N., Morales, K. H., Meoni, L. A., Ford, D. E., Wang, N. Y., Klag, M. J., et al. (2008). Stability of preferences for end-of-life treatment after 3 years of follow-up: The Johns Hopkins Precursors Study. *Archives of Internal Medicine, 168,* 2125–2130.

Wong, J., Clare, I., Holland, A., Watson, P., & Gunn, M. (2000). The capacity of people with a "mental disability" to make a health care decision. *Psychological Medicine, 30,* 295–306.

World Health Organization. (2005). *WHO resource book on mental health, human rights and legislation.* Geneva: World Health Organization.

Youngner, S. J. (1998). Competence to refuse life-sustaining treatment. In S. J. Youngner & M. D. Steinberg (Eds.). *End-of-life decisions: A psychosocial perspective* (pp. 19–54). Washington, DC: American Psychiatric Press.

関連する法律と判例

Arizona Rev. Stat. Title 36-3231 (2003).
California Health and Safety Code, Amendment to § 24178 (2002).
Canterbury v. Spence, 464 F.2d 772 (1972).
Cobbs v. Grant, 8 Cal. 3d 229 (1972).
Code of Virginia, Title 32.1, § 162.16–162.18.
Cruzan v. Director, Missouri Department of Health, 497 U.S. 261 (1990).
Illinois Health Care Surrogate Act, 755 ILCS 40/10 (2007).
In re Conroy, Supreme Court of NJ 1984; 98 NJ 321, 486 A2d 1209 (1984).
Maryland, Md Health-Gen. Code Ann. § 5–603 (2005, Supp. 2007).
Mental Capacity Act of England and Wales (2005).
Natanson v. Kline, 350 P2d 1093 (1960).
New Jersey, Access to Medical Research Act. 26, 14.1–14.5 (2008).
New York State Public Health Law Article 29-B, 2960–2979, Orders Not to Resuscitate (1987).
New York State Public Health Law Article 29-C, 2980–2994, Health Care Agents and Proxies (1990).
Oregon Health Care Decisions Act (1977, 1983, 1987, 1993), Or. Rev. Stat. §§ 127.505 to 127.642.
Rennie v. Klein, 462 F. Supp. 1131 (1978).
Rivers v. Katz, 495 N.E.2d 337, 343 (1986).
Rogers v. Okin, 478 F. Supp. 1342 (1979).
Salgo v. Leland Stanford Jr., University Board of Trustees, 317 P.2d 170 (1957).
Schloendorff v. Society of New York Hospital, 211 N.Y. 125, 105 N.E. 92 (1914).
Slater v. Baker and Stapleton, 95 Eng Rep 860 (1767).

キーワード

- **事前指示（advance directive）**
  事前医療指示，事前ヘルスケア指示，などと呼ばれることもある。たいていの場合，将来同意無能力になったときに備えて患者の医療的な意思決定について文書化された指示。

- **認識能力基準（appreciation standard）**
  医療的，個人的事実を自分自身の状況に当てはめる能力で，それらの事実について適切な信念を形成する能力を必要とする。

- **信頼性基準（authenticity criterion）**
  自分自身の価値を基礎に意思決定する能力を強調した哲学的基準。

- **最善の利益基準（best interests standard）**
  代理人や委任代理人がさまざまな選択肢の負担とベネフィットを比較して最良の負担とベネフィットのバランスがとれた選択をするための基準。

- **同意能力（capacity）**
  最近の法律では，より一般的には「意思決定能力」と呼ばれる。医療的処置や治療について独立してインフォームド・コンセントを提供するための患者の機能的状態を指す。

- **同意能力（competence）**
  裁判所の同意無能力の判定について使われるとき以外は capacity と同義。その場合は，「裁判所により判定された同意無能力」として使われる。

- **選択表明基準（evidencing a choice standard）**
  選択を表明することができるレベルの基準。低いレベルで，同意能力があるとするには不十分な状態。

- 遂行機能（executive function）
  低いレベルの認知過程を管理し，調整する認知過程のゆるく定義された集合（例；計画，抽象的思考，開始，そして抑制）。

- 同意能力の機能的モデル（functionalist model of competence）
  状態（例；年齢）や診断などにより決定された同意能力ではなく，問題となっている課題に必要とされる実際の能力。

- インフォームド・コンセント（informed consent）
  患者による自律的な意思決定を重視した自己決定の権利に基礎を置く同意の必要条件。同意能力のある人が十分な情報提供を受けた上で自発的に選択する必要がある。

- 施設内倫理委員会（institutional review board：IRB）
  法律によって研究倫理委員会（research ethics committee：REC）や研究倫理委員会（research ethics board：REB）と呼ばれることもある。法的基準に定められている倫理原則が守られているか，ヒトを対象とする研究プロトコールを審査する委員会である。

- 事前ヘルスケア指示（instructional health care directive）
  リビングウィルとも呼ばれる。この指示は，患者が将来，同意無能力になった時に予想される医療的状況に対して事前の好みや指示を提供する。

- 法律で定められた代理人（legally authorized representative：LAR）
  厳密にいうと，連邦規約に定められた法律用語で，研究に登録される同意無能力の人の代わりに法的承諾を与える人のことを指す。しかしながら，この用語で指定される人の内容についてはそれぞれの州で決定される。LARについて定義した明確な法律がある州はほとんどない。

- 客観的患者中心の開示基準（objective patient-centered standards of disclosure）
  患者の必要性から決定されたインフォームド・コンセント取得に必要な開示の内容と性質。客観的な基準と主観的な基準がある。

- 推定同意能力（presumption of capacity）
  成人に当然備わっていると仮定されている。この前提に疑問を呈すること（すなわち，同意能力を選択的に評価する理由があること）は，同意能力の欠如を決定することとは区別される。

- 専門家により定められた開示基準（professional standards of disclosure）
  同じような状況の患者に医師が開示する内容により定義されたインフォームド・コンセント取得に必要な開示の内容と性質。

- 代理人事前指示（proxy advance directive）
  患者が同意無能力になった場合に代理人や委任代理人を指名しておく事前指示。

- 論理的思考基準（reasoning standard）
  決定に至るプロセスにおける情報の比較，推量といったさまざまな「論理的」過程。選択の内容の論理性ではない。

- リスク-ベネフィット状況，またはプロフィール（risk-benefit context or profile）
  患者の同意能力の状態について患者の能力をカテゴリー分けする過程で考慮するべき主な要素で，一般にリスクが低くベネフィットが大きいほど，同意能力ありとするために必要な能力は低くなり，その逆もいえる。

- 単純な同意（simple consent）
  不当な介入から自由な状況で行うことに基礎をおく同意の必要条件。インフォームド・コンセントは，情報提供を受けて，自律的に下す決定の権利に基礎をおいている。

- 主観的患者中心の基準（subjective patient-centered standard）
  患者中心の開示基準において「患者」は抽象的な仮定の人物ではなく，現在対象となっている特定の患者を指す。このように，開示の必要要素は特定の患者が説明を受けての意思決定を行うのに必要な項目である。

- 代理判断基準（substitute judgment standard）
  同意無能力の患者のために，もし患者に現在同意能力があれば選んだであろう選択を推定して代理人や委任代理人が意思決定を行うための基準。

- 代理意思決定者（surrogate decision maker）
  患者が同意無能力と考えられる場合，患者の代わりに意思決定を行う人。本書の中では，委任代理意思決定者と同じ意味で使っている。

- 理解基準（understanding standard）
  関連する医療的事実を理解する能力，特にそれらの情報についての信念ではなく，知的な理解のことを指す。

索引

欧文索引

4つの能力モデル ……………………… 20
Canterbury 対 Spence 事件 ……………… 7
Capacity to Consent to Treatment Instrument
　（CCTI）………………………………… 89
The Executive Interview（EXIT25）……… 79
Legally Authorized Representative（LAR）
　………………………………………… 153
MacArthur Competence Assessment Tool-
　for Clinical Research（MacCAT-CR）
　…………………………………… 144, 149
MacArthur Competence Assessment Tool-
　for Treatment（MacCAT-T）………… 91
Mini Mental State Examination（MMSE）
　……………………………………… 52, 78
Natanson 事件 …………………………… 7
Salgo 事件 ………………………………… 7

和文索引

い
インフォームド・コンセント ………… 3, 19

う
うつ病 …………………………………… 47

か
外傷性脳損傷（TBI）…………………… 48
隠れた無能力 …………………………… 113
カテゴリー判断 ………………………… 95

感情的な同意能力と信頼性 …………… 30

き
機能的に関連する能力 ………………… 94
気分障害 ………………………………… 46

こ
合理的に考える能力 …………………… 20
コンサルテーション・リエゾン（CL）
　………………………………………… 38

さ
最善の利益基準 …………………… 124, 126

し
自己決定権 ……………………………… 6
事前ヘルスケア指示 …………………… 120
司法心理士 ……………………………… 66
司法精神科医 …………………………… 66
社会的価値 ……………………………… 101
自律性 …………………………………… 135
自律性の定義 …………………………… 28
自律性の利害 …………………………… 15
自律と福祉のバランス ………………… 96
信念 …………………………………… 113
シンプル・コンセント ………………… 5
信頼性と同意能力 ……………………… 27

す
遂行機能障害 …………………………… 42

せ

精神科における事前指示	127
精神症状の評価	79
生命倫理	8
選択を表明する能力	20
選択	85
せん妄	40, 112

そ

| 躁病 | 46 |

た

代理意思決定	119
代理人事前指示	121
代理判断基準	124

ち

知的障害	49
治療同意に関連した能力	19
治療同意の能力評価	19

て

| 天秤 | 101 |

と

同意無能力	141
統合失調症	43
時計描画テスト	78

に

ニヒリズム	115
ニュルンベルク綱領	141
認識	82
認識する能力	20
認知機能検査	51
認知機能評価	78
認知症	41

の

能力（capacity）	16
能力（competence）	16
能力の機能的モデル	10

は

| バイアス | 104 |
| パターナリスティック | 67 |

ひ

| 評価尺度 | 57 |

ふ

| 物質使用障害 | 50 |
| 文脈 | 97 |

ほ

法律で定められた代理人
（Legally Authorized Representative：LAR） …………153

め

| 面接 | 75, 76 |

も

| 妄想 | 113 |

り

理解	80
理解する能力	20
リスク−ベネフィット	97
臨床的評価	77

ろ

| 論理的根拠 | 117 |
| 論理的思考 | 85, 113 |

■ 原著者紹介 ■

Scott Kim, MD, PhD は，ミシガン大学の精神科准教授であり，生命倫理プログラムのメンバーで，医療行動意思決定科学センターの研究員である．2004年にミシガン大学で教員になるまでは，ロチェスター大学メディカルセンターの臨床倫理プログラムのディレクターを務め，臨床倫理コンサルテーションを行っていた．Dr. Kim の仕事は，哲学のバックグラウンド（倫理理論についての博士号をシカゴ大学で取得）とコンサルテーション・リエゾン精神医学と倫理コンサルテーションの経験を統合したものとなっている．アメリカ精神医学会，アメリカ神経精神薬理学会，Institute of Medicine，アメリカ国立精神衛生研究所（NIMH）といったさまざまな学会や施設のコンサルタントを務めている．意思決定能力の概念，研究参加への代諾に関する倫理，危険性の高い研究への参加におけるインフォームド・コンセントの倫理についての解説，実証的，理論的，そして方法論的論文を出している．2006年には心身医学会議Dorfmanベスト論文賞を受賞している．また，アメリカ老年精神医学会とアメリカ国立衛生研究所（NIH）からいくつかの研究費を受給している．現在，Greenwall財団生命倫理学の給費教員である．

© 2015　　　　　　　　　　　　　　　　　第1版発行　2015年9月20日

医療従事者のための
同意能力評価の進め方・考え方

（定価はカバーに表示してあります）

検印省略

監修　三村　將・監訳　成本　迅

発行者　　　　林　　峰　子
発行所　　株式会社 新興医学出版社
〒113-0033 東京都文京区本郷6丁目26番8号
電話　03（3816）2853　　FAX　03（3816）2895

印刷　株式会社 藤美社　　ISBN 978-4-88002-856-9　　郵便振替　00120-8-191625

・本書の複製権・上映権・譲渡権・公衆送信権（送信可能化権を含む）は株式会社新興医学出版社が保有します．
・本書を無断で複製する行為（コピー，スキャン，デジタルデータ化など）は，著作権法上での限られた例外（「私的使用のための複製」など）を除き禁じられています．研究活動，診療を含む業務上使用する目的で上記の行為を行うことは大学，病院，企業などにおける内部的な利用であっても，私的使用には該当せず，違法です．また，私的使用のためであっても，代行業者等の第三者に依頼して上記の行為を行うことは違法となります．
・JCOPY 〈出版者著作権管理機構 委託出版物〉
本書の無断複製は著作権法上での例外を除き禁じられています．複製される場合は，そのつど事前に，出版者著作権管理機構（電話 03-3513-6969，FAX 03-3513-6979，e-mail：info@jcopy.or.jp）の許諾を得てください．